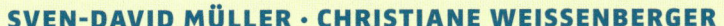

SVEN-DAVID MÜLLER · CHRISTIANE WEISSENBERGER

Ernährungsratgeber Magen und Darm

Genießen erlaubt

2., aktualisierte Auflage

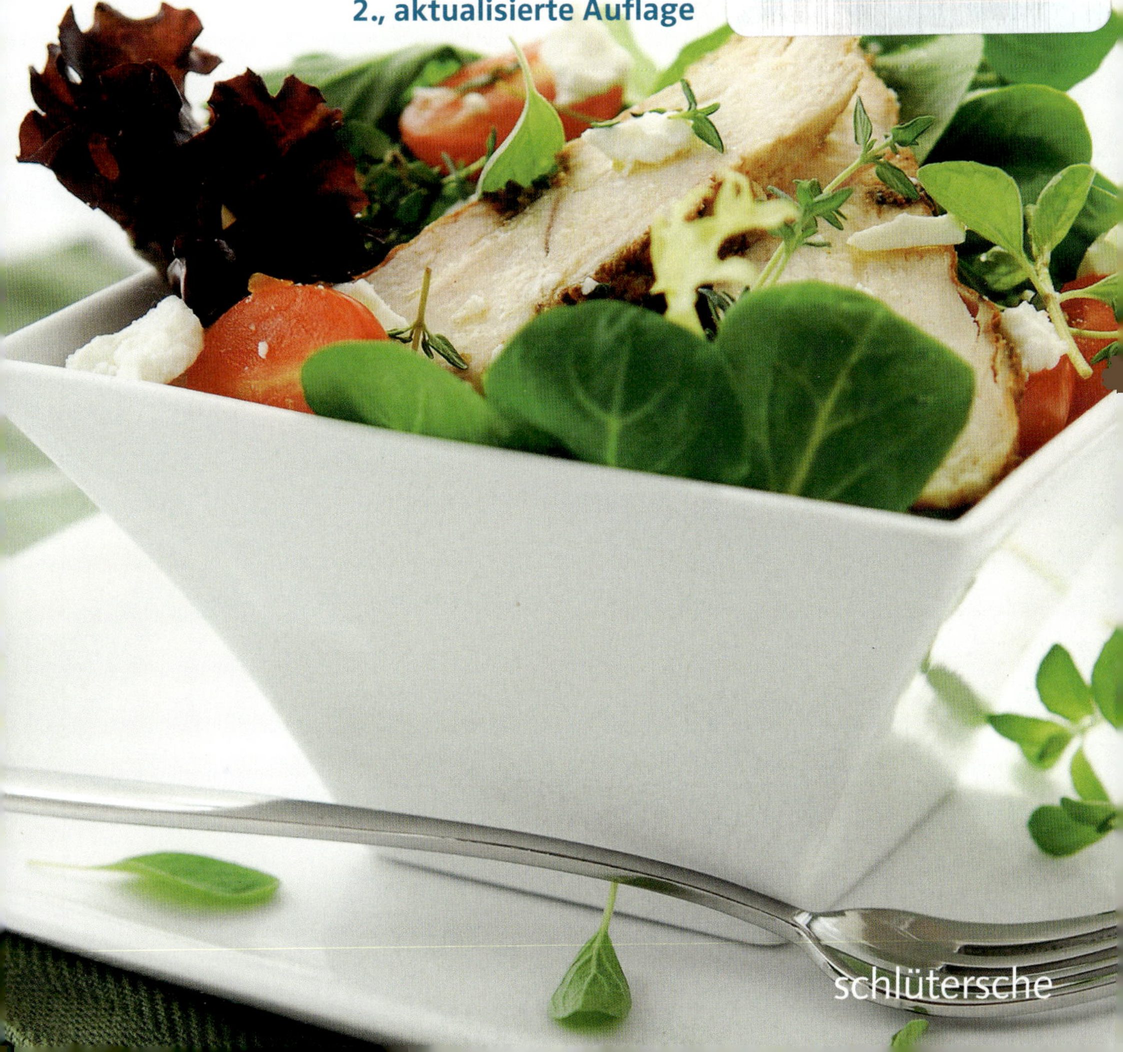

schlütersche

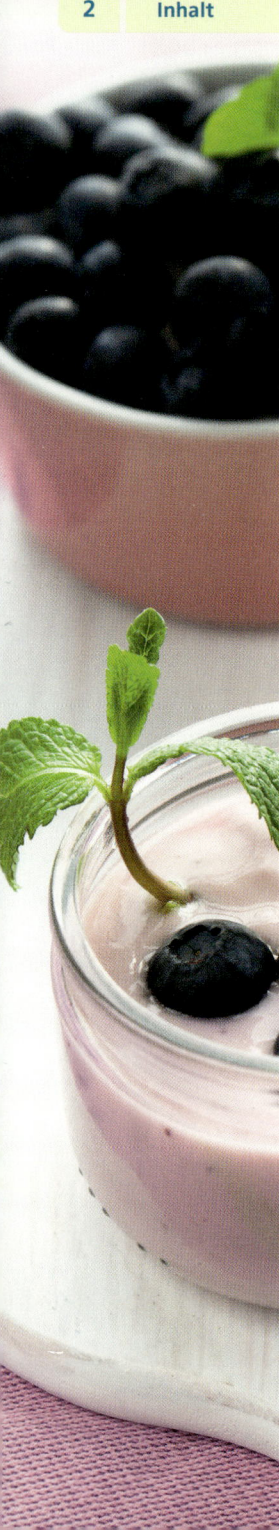

6 **VORWORT**

9 **UNSERE VERDAUUNG – WICHTIG ZU WISSEN**
10 Die Vorgänge bei der Verdauung
12 Wann ist die Verdauung normal?

17 **So sieht eine magen- und darmfreundliche Ernährung aus**
18 Vollwertig und leicht ernähren – gesund für Magen und Darm
23 Nährwerte im richtigen Verhältnis
27 Ballaststoffe fördern die Verdauung
30 Vitamine und Mineralstoffe
33 Pro- und Präbiotika – wirklich wichtig?

35 **Magen- und Darmbeschwerden – Ernährungsregeln**
36 Magenbeschwerden
36 Sodbrennen
38 Reizmagen
40 Gastritis
42 Magen- und Zwölffingerdarmgeschwür
44 Gallensteine

46 **Darmbeschwerden**
46 Pilzerkrankungen des Darms
47 Verstopfung
50 Blähungen
52 Reizdarm

55   **55 LECKERE, REIZARME REZEPTE**

56   **Frühstücke**

56   Hafermüsli

58   Frischkornmüsli

60   Birnenmüsli

62   Vitales Sonntagsfrühstück

64   Vollkornbrot

66   Kräuter-Buttermilch-Brot

67   Hirsemüsli

68   Bananenschaum-Müsli

69   Früchtebrötchen

70   Sesambrötchen

72   **Mittagessen**

72   Kartoffel-Kerbelsuppe

74   Weizengemüse auf Kerbelsauce

75   Bunter Gemüseauflauf

76   Grünkern mit Karotten und Erbsen

78   Mediterraner Artischockensalat

80   Pikanter Kartoffeltopf

82   Mediterrane Gemüsepfanne

84   Indischer Reisauflauf „Delhi"

86   Gefüllte Zucchini

88   Paprika-Weizenpfanne

89   Pfannkuchen mit Champignonfüllung

90   Hähnchenkeule „Mexiko"

92   Erbsensuppe mit Croûtons

94   Sechskornklöße

95   Hirse-Risotto

96   Getreideküchlein mit Käsesauce

97   Sauerkrautsuppe

98   Pikante Puten-Gemüse-Pfanne

100 Karotten-Kartoffel-Püree

101 Mediterrane Ofenkartoffel

102 Überbackene Spinatkartoffeln

104 Sesamstangen

106 **Abendessen**

106 Karottenpfannkuchen

108 Frühlingssuppe

110 Minestrone mit Grünkern

111 Rucolasalat mit heißem Schinkenspeckdressing

112 Lauch-Linsen-Salat

114 Nordseekrabben auf Fenchelsalat

115 Schnelle Quarkbrötchen mit „Obatzda"

116 Schweinefilet mit Tomaten-Rucola-Salat

118 Chinakohl in Orangensauce

119 Bohnenpuffer mit Fenchelsauce

120   **Drinks und Süßes**
120   Heidelbeer-Johannisbeer-Shake
122   Feurig-scharfer Gemüsedrink
124   Haferflockenkekse
126   Fitmacher-Cocktail
126   Apfel-Vanille-Drink
128   Mandel-Birnen-Joghurt
128   Obstsalat „à la Memphis"
130   Süßer Hirseauflauf
131   Birnenstrudel
132   Grießauflauf
134   Müsliriegel
136   Winterlich gefüllter Bratapfel

138   **ANHANG**
138   **Wichtige Adressen**
139   **Register**
140   **Rezeptregister**

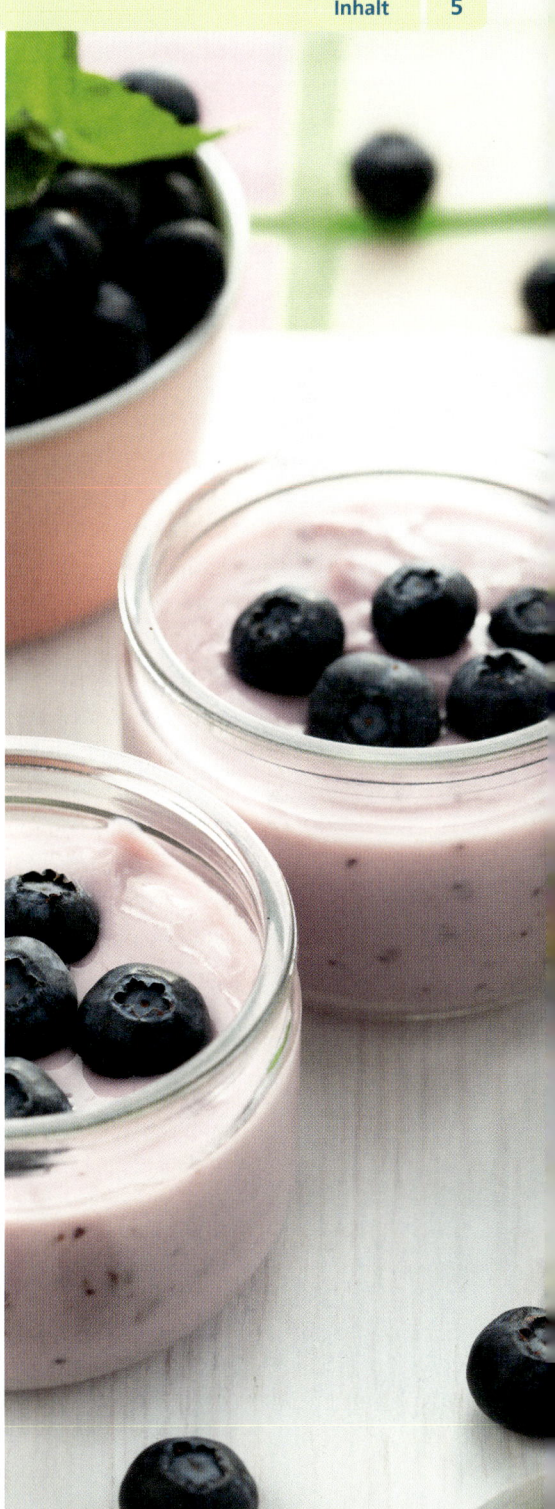

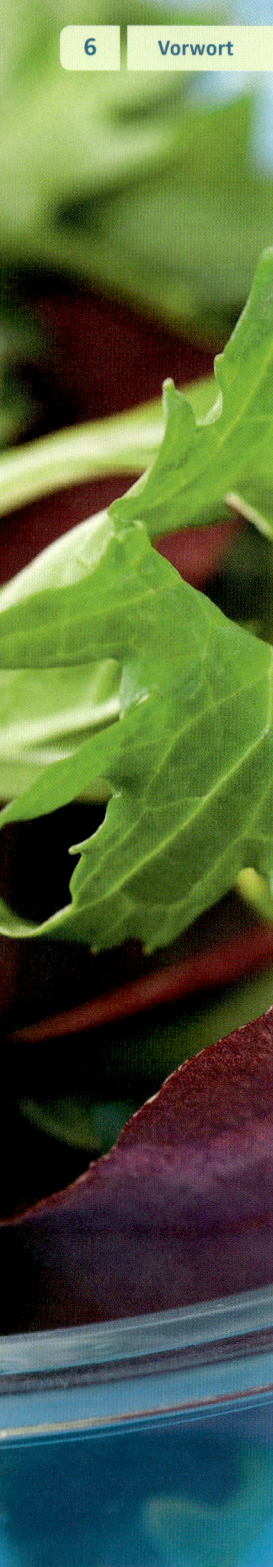

VORWORT

Liebe Leserin, lieber Leser,

der Mensch muss regelmäßig essen, wenn er fit und leistungsfähig bleiben möchte; ein gesunder Magen-Darm-Trakt trägt wesentlich dazu bei, dass wir uns in unserem Körper wohlfühlen. Viele Menschen haben aber Probleme mit ihrer Verdauung. Verstopfung, Durchfall, Sodbrennen, Übelkeit oder ein Reizmagen sind häufige Symptome, die darauf hindeuten, dass in unserem Magen-Darm-System etwas schief läuft. Häufig verschwinden die Probleme von selbst. Problematisch wird es, wenn die Symptome zum Dauerzustand werden.

Ärzte verschreiben dann oft chemische Präparate. Diese haben zum Teil heftige Nebenwirkungen zur Folge, können abhängig machen oder wirken nur eine begrenzte Zeit. Dabei können Sie alleine durch eine ausgewogene Ernährung wesentlich zu einem gesunden Verdauungstrakt, Magen und Darm beitragen.

„Wir zeigen Ihnen,
dass eine reizarme Kost und Genuss
sich keinesfalls widersprechen."

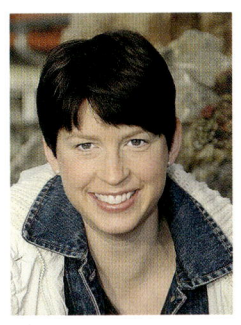

„Sie können selbst viel zu einer gesunden Verdauung beitragen."

Dieses Buch zeigt Ihnen, wie Sie mit Genuss Ihren Verdauungstrakt anregen, Ihre Abwehrkraft steigern sowie Verstopfung, Darmträgheit und viele andere, häufige Krankheiten des Magen-Darm-Trakts mit der richtigen Ernährung selbst behandeln können.

Christiane Weißenberger
Staatlich anerkannte Diätassistentin/ Diabetesassistentin

Lassen Sie sich von uns zeigen, dass die Grundlage einer solchen Ernährungsweise nicht aus trockenen Bratlingen und Müsli besteht. Mit frischem Obst, leckeren Gemüsegerichten und aromatischen Vollkornprodukten machen Sie Ihre Speisen zum Jungbrunnen – nicht nur für Ihren Darm.

Viel Spaß beim Nachkochen und guten Appetit wünschen Ihnen

Ihr
Sven-David Müller

Ihre
Christiane Weißenberger

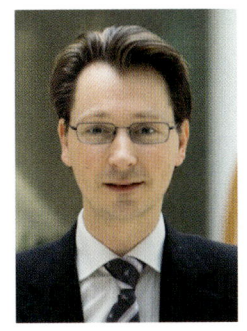

Sven-David Müller
M. Sc., Staatlich anerkannter Diätassistent/ Diabetesberater DDG und Gesundheitspublizist

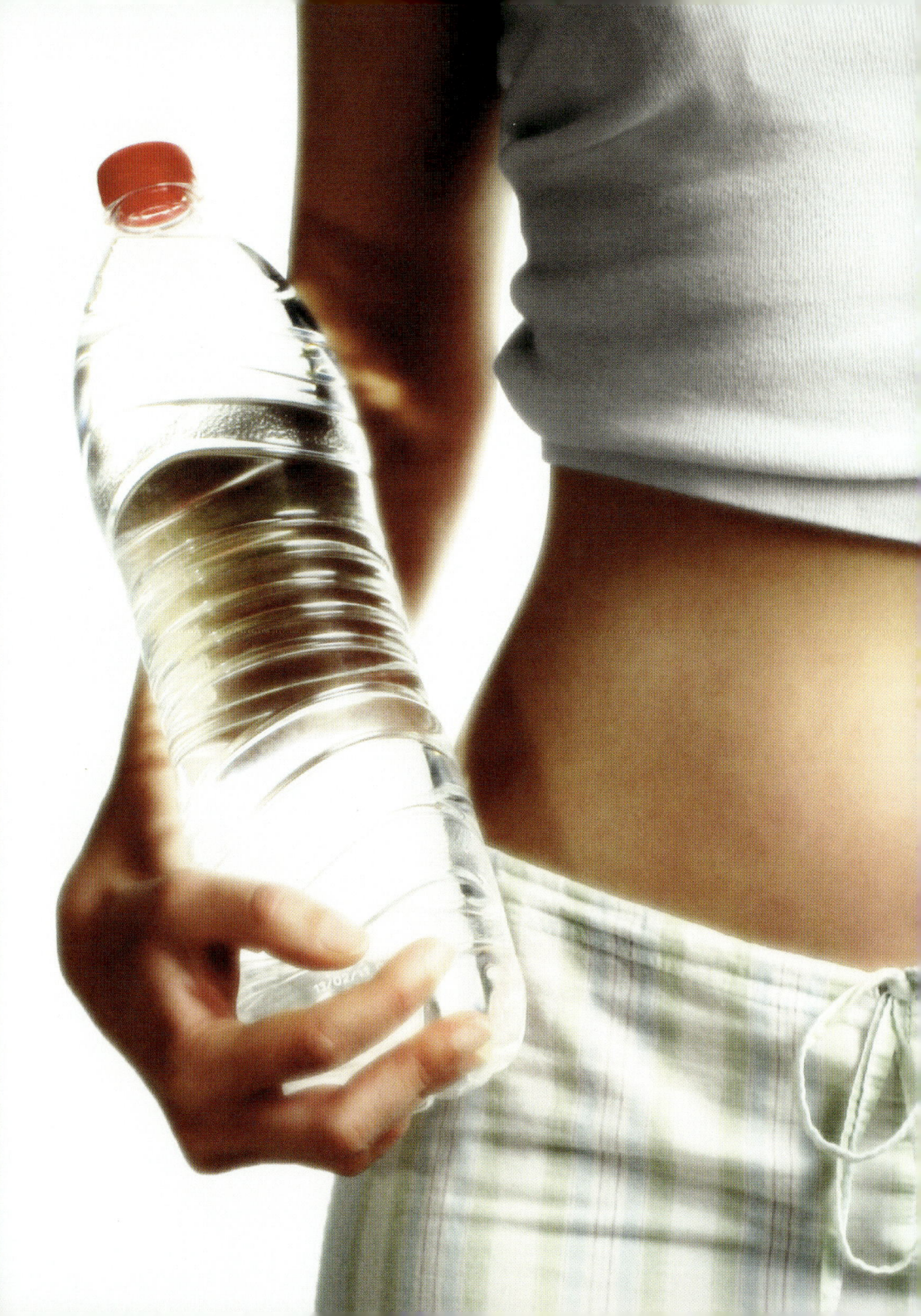

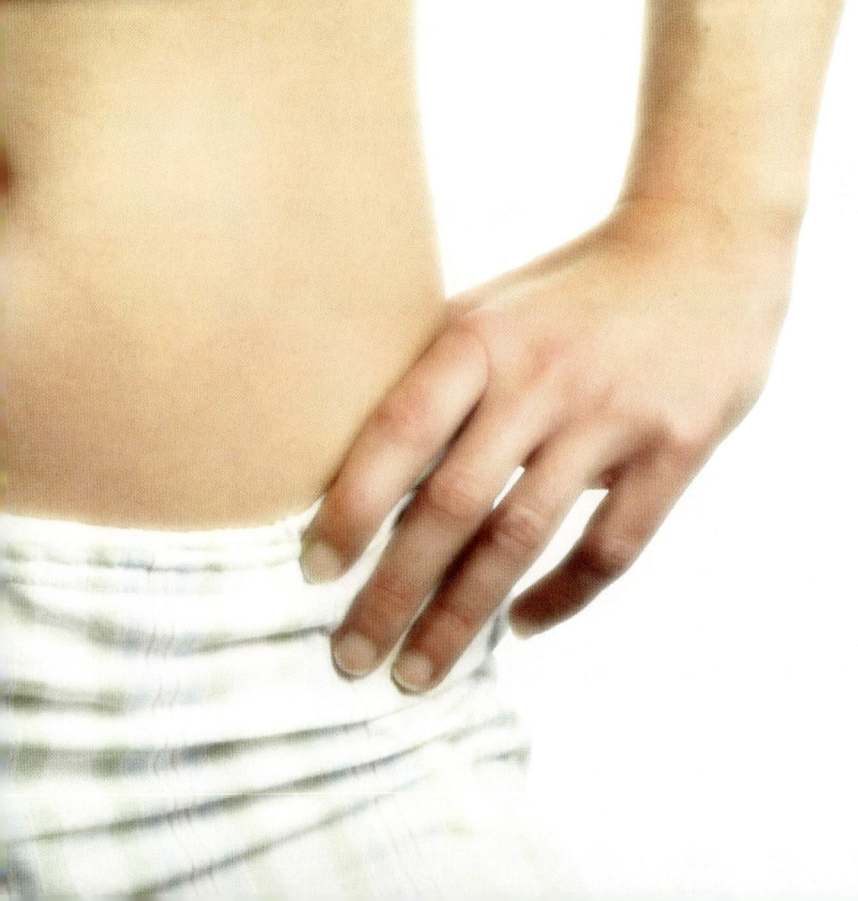

UNSERE VERDAUUNG –
WICHTIG ZU WISSEN

Die Verdauung beginnt bereits im Mund. Sobald Sie in einen Apfel
beißen oder eine Suppe löffeln, wird diese Nahrung zerkleinert
und mit Speichel versetzt, um als Nahrungsbrei durch die Speiseröhre
in den Magen zu gleiten. Dieser Vorgang ist reichlich kompliziert,
so dass sich zahlreiche Beschwerden einschleichen können.

Die Vorgänge bei der Verdauung

Mit dem Begriff Verdauung bezeichnet man sämtliche Vorgänge im Körper, die die Nahrungsverwertung betreffen. Dazu zählt das Zerkleinern der Nahrung im Mund ebenso wie ihre weitere Aufspaltung in kleinste Nährstoffe, die vom Körper aufgenommen werden können.

Zum Verdauungstrakt gehören Mund und Rachen sowie die sich daran anschließende Speiseröhre, die in den Magen überführt. Darauf folgt der Magen-Darm-Trakt, der den Magen, den Zwölffinger-, Dünn-, Dick- und Mastdarm (Rektum) umfasst. Auch die Drüsen, die die Verdauungssäfte absondern, gehören dazu.

> **!**
>
> In der Fachsprache heißt der Magen-Darm-Trakt Gastrointestinaltrakt.

Das Verdauungssystem

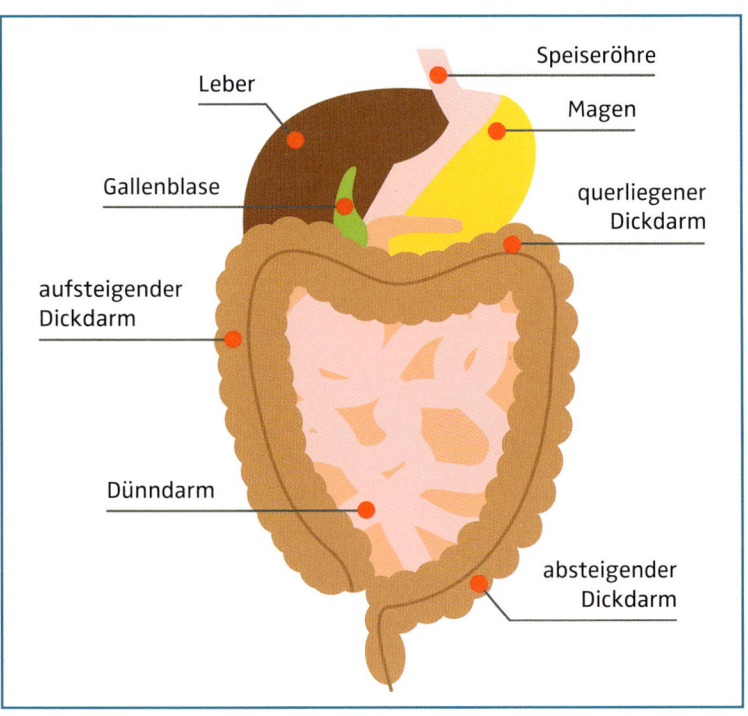

Verdauung beginnt im Mund. Dort wird die Nahrung mithilfe der Zähne zerkleinert und mit Speichel durchmischt. Anschließend wird der Nahrungsbrei durch die Speiseröhre in den Magen transportiert. In kleinen Portionen leitet der Magenpförtner den Speisebrei an den Darm weiter. Dort wird er neutralisiert, das heißt, der Speisebrei ist nicht mehr sauer. Bauchspeicheldrüsenenzyme und Galle kommen hinzu, so dass Eiweiß, Kohlenhydrate und Fette so weit zerkleinert werden, dass sie von der Darmwand aufgenommen werden können.

!

Der menschliche Darm ist bis zu acht Meter lang.

In den oberen Teilen des Dünndarms findet die Fettverdauung statt. In der Leber entsteht Gallenflüssigkeit, die dafür sorgt, dass sich unterschiedliche Fette miteinander vermischen und dadurch besser aufgespalten werden können. Durch die Galle werden größere Fettsäuremoleküle wasserlöslich und können in die Lymphbahn übertreten. Die Darmschleimhaut bildet ebenfalls Verdauungsenzyme, die die Zerkleinerung und folglich Aufnahme der zugeführten Nährstoffe ermöglichen. Nach dem Zwölffingerdarm schließt sich der Leerdarm an, der vor allem für die Aufnahme der Nährstoffe in das Blut zuständig ist.

Es folgt der Krummdarm. Durch sogenannte peristaltische Bewegungen wird der Darminhalt weitertransportiert, die Nährstoffe werden unterwegs aufgenommen und an das Blut abgegeben. Das angereicherte Blut wird über die Pfortader zur Leber geleitet. Dieses Organ baut die nahrhaften Substanzen dann teilweise um, damit sie von allen Körperzellen verwertet werden können. Die so bearbeiteten Nahrungsbestandteile werden wieder über das Blut an die einzelnen Zellen weitergeleitet, damit diese Energie gewinnen oder sonstige Aufgaben erfüllen können.

Damit der Dünndarm die aufgespaltenen Nährstoffe aufnehmen kann, ist seine Oberfläche durch sogenannte Schleimhautfalten sehr stark vergrößert. Die Nahrungsbestandteile, die der Dünndarm nicht aufnehmen kann, werden weiter zum Dickdarm und schließlich zum Mastdarm transportiert.

Wann ist die Verdauung normal?

Fachärzte für Magen-Darm-Erkrankungen (Gastroenterologen) bezeichnen eine Stuhlentleerungsfrequenz von dreimal täglich als ebenso normal wie dreimal wöchentlich. Eine „normale" Verdauung hängt nicht unbedingt mit täglichem Stuhlgang zusammen. Erst bei einer Stuhlentleerung seltener als zweimal die Woche wird von einer Verstopfung oder Darmträgheit gesprochen, die in viele Fällen durch Ihr eigenes Zutun (viel trinken, ballaststoffreich essen und regelmäßig bewegen) in den Griff zu bekommen ist. Tritt trotzdem kein Erfolg ein, müssen Sie einen Arzt aufsuchen, da bei ungefähr zehn Prozent der Fälle organische Ursachen vorliegen können.

Für den Arzt ist wichtig zu wissen, wieviel Stuhl der Patient ausscheidet, wie die Beschaffenheit des Stuhls ist und wie lange die „Transitzeit" – der Transport der Nahrung vom Mund bis zum Stuhlgang – dauert. Als ungefährer Richtwert gilt, dass die Transitzeit bei einem gesunden Erwachsenen 68 Stunden nicht überschreiten sollte. 90 Prozent der Zeit verbleibt der Nahrungs- oder hier schon Stuhlbrei im Dickdarm.

So bringen Sie Ihre
Verdauung auf Trab:
Viel trinken, ballast-
stoffreich essen
und ausreichend
bewegen.

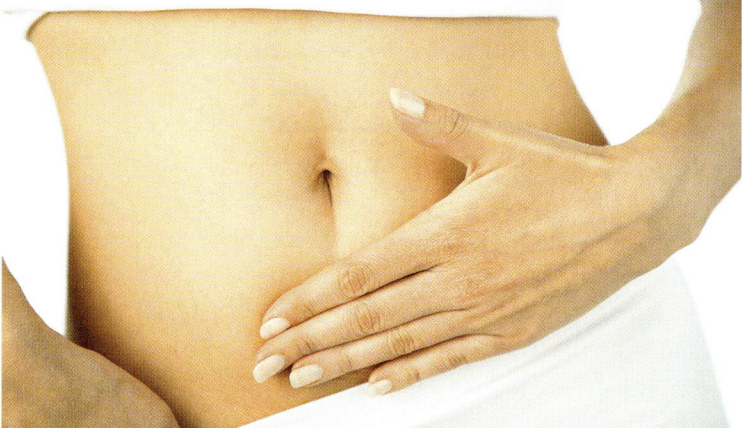

40 % der Männer und 31 % der Frauen hatten in einer Studie in England regelmäßig täglich eine, und 7 % der Männer und 4 % der Frauen zwei oder drei Stuhlentleerungen.
Ein Drittel der Frauen hatte seltener als einmal täglich und 1 % der Frauen nur einmal pro Woche oder seltener eine Stuhlentleerung. Insgesamt neigen Frauen häufiger zu Verstopfungen als Männer.

Bei diesen Problemen sollten Sie einen Arzt aufsuchen:
- Wenn Sie weniger als dreimal pro Woche Stuhlgang haben,
- wenn Blut im Stuhl auftritt,
- wenn Verstopfung und Durchfall abwechselnd auftreten,
- wenn eine Ernährungsumstellung nicht zum Erfolg führt,
- wenn Sie abhängig von Abführmitteln sind und die Dosis erhöhen müssen,
- wenn Sie beim Stuhlgang stark pressen müssen, dabei Schmerzen haben oder danach noch ein unangenehmes Völlegefühl verspüren,
- wenn Sie unter Druck und Völlegefühl, Appetitlosigkeit, häufigem Aufstoßen oder Erbrechen leiden,
- wenn ohne richtige Stuhlentleerung Schleim oder rötliche Flüssigkeiten auftreten.

Die Einnahme von Abführmitteln – ein Teufelkreis

Abführmittel, auch Laxantien genannt, sind Medikamente, die eine Darmentleerung veranlassen. Es gibt im Prinzip zwei Wirkweisen von Abführmitteln. Die einen Steigern die Darmbewegung, die anderen verflüssigen den Stuhl.

Experten schätzen, dass neun Millionen Menschen in Deutschland zu Abführmitteln greifen – weil sie unter chronischer Verstopfung leiden oder denken, dass mindestens ein Stuhlgang täglich nötig sei.

!

Viele Menschen greifen ohne Not zu Abführmitteln.

Allen Laxanzien gemeinsam ist, dass sie die Flüssigkeit im Darm zurückhalten oder den Transport von Flüssigkeit in das Innere des Darms fördern. Dies verursacht einen Druckreiz auf die Darmwand, was reflexartig die Bewegung des Darmes erhöht und die Darmentleerung begünstigt.

Wenn Sie über einen Zeitraum von mehreren Monaten häufiger als einmal wöchentlich zu Abführmittel greifen, laufen Sie Gefahr, in einen Abführmittelmissbrauch zu geraten. Die Folge ist ein Elektrolytverlust. Das bedeutet: Salze und Mineralien, die für den Stoffwechsel aller Zellen im Körper notwendig sind, auch für den Darm, gehen verloren. Das kann die Darmträgheit häufig noch verstärken, und viele Patienten glauben, immer mehr Abführmittel einnehmen zu müssen – ein Teufelskreis. Das geschieht auch bei pflanzlichen Abführmitteln, z. B. Sennesblättern- und früchten, Rhabarberwurzel, Faulbaumrinde, Aloe, also bei anthrachinonhaltigen Abführmitteln. Die Anthrachinone sind eine Gruppe von Naturstoffen, die von Pilzen und Samenpflanzen gebildet wird. Einige Pflanzenarten werden aufgrund ihres Anthrachinongehaltes medizinisch als Abführmittel genutzt, sie stehen allerdings unter dem Verdacht Darmkrebs zu verursachen.

Auch pflanzliche Präparate sind hochwirksam und somit nicht ungefährlich.

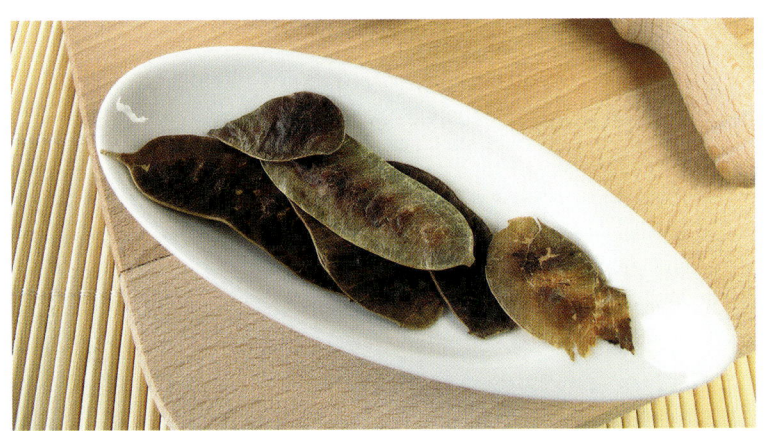

Das Bundesinstitut für Arzneimittel und Medizinprodukte hat für anthrachinonhaltige Abführmittel erklärt: Diese Produkte dürfen nur noch zur kurzfristigen Anwendung bei Verstopfung und nicht mehr zur Verdauungsförderung, zur sogenannten Blutreinigung oder als Mittel zur Gewichtsabnahme eingesetzt werden. Eine Einnahme sollte nicht länger als ein bis zwei Wochen erfolgen. Bitte machen Sie sich klar: Wer ständig ohne ärztliche Absprache Abführmittel einnimmt, riskiert seine Gesundheit! Häufige Beschwerden sind:

- Analveränderungen und -fissuren (Schleimhautrisse),
- Darmveränderungen wie Nervenveränderungen und Verdünnung der Darmwand,
- gravierende Elektrolytstörungen wie Muskelkrämpfe und Herzrhythmusstörungen, verursacht durch die übermäßige Einnahme von wassertreibenden Mitteln, die die Ausscheidung von Natrium und Kalium mit dem Urin erhöhen.
- Außerdem begünstigen Abführmittel die Entstehung von Darmkrebs.

Wer Abführmittel wirklich braucht

Trotz aller Probleme können Abführmittel in manchen Situationen sehr sinnvoll sein.

- Vor Operationen,
- vor einer Röntgenaufnahme des Darms,
- vor einer Geburt (wobei zumeist ein Einlauf gemacht wird),
- bei Vergiftungen,
- wenn Bauchpressen beim Stuhlgang verhindert werden muss, z. B. nach einem Herzinfarkt, bei Schmerzen in der Aftergegend, etwa bei Hämorrhoiden.

Für alle anderen Fälle gilt, wie gesagt: Um die Gefahr von Nebenwirkungen zu verringern, dürfen Sie Abführmittel höchstens ein bis zwei Wochen einnehmen. Und erst dann, wenn alle anderen Methoden voll ausgereizt wurden!

!

Abführmittel sind nur in den seltensten Fällen sinnvoll.

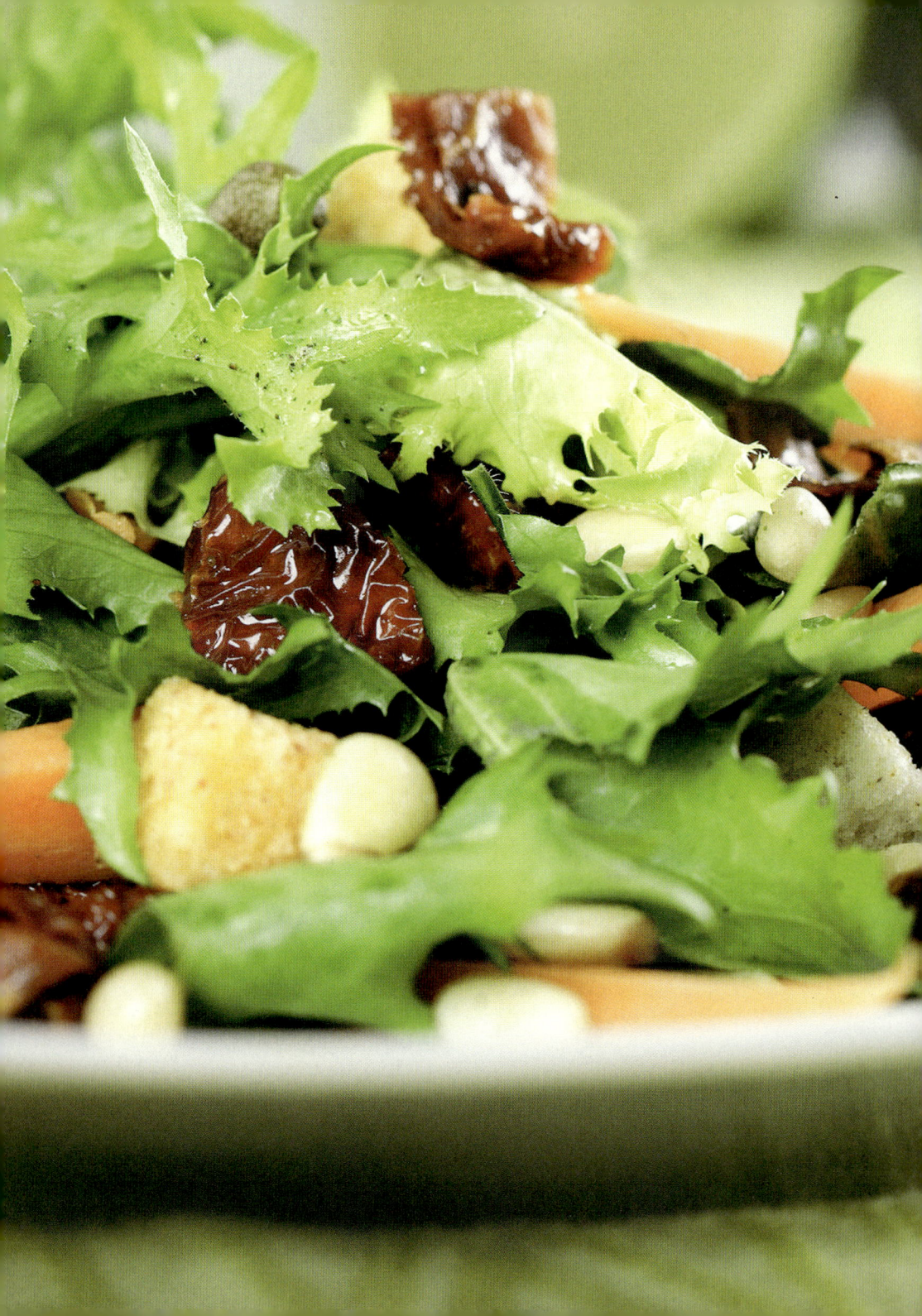

SO SIEHT EINE MAGEN- UND DARMFREUNDLICHE ERNÄHRUNG AUS

Der Verdauungsapparat ist außerordentlich empfindlich und unsere Ernährungs- und Lebensweise nimmt Einfluss auf seine Funktion. Viele Millionen Menschen leiden an Krankheiten des Magen-Darm-Trakts; besonders häufig sind Sodbrennen, saures Aufstoßen sowie Durchfall und Verstopfung. Dabei kann man viele Verdauungsprobleme mit der richtigen Ernährung und teilweise ganz einfachen Maßnahmen lindern oder sogar vollständig heilen.

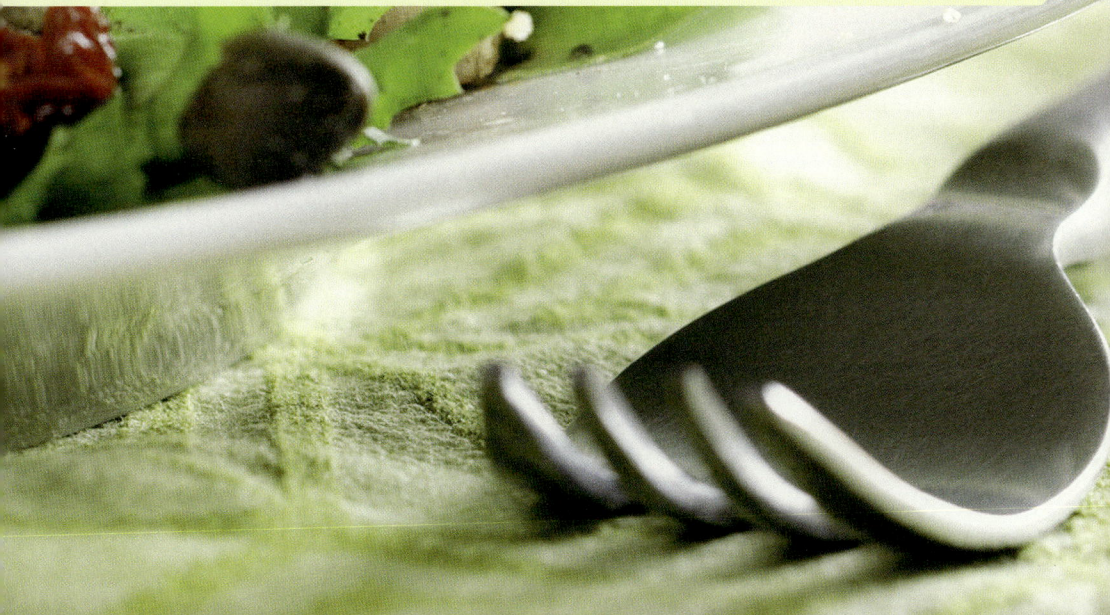

Vollwertig und leicht ernähren – gesund für Magen und Darm

Gesunden empfiehlt man normalerweise die sogenannte Vollkost. Anders als die Vollwertkost, geht es bei der Vollkost lediglich um die ausreichende Versorgung mit lebenswichtigen Nährstoffen. Mit anderen Worten: Sie stellt sicher, dass wir alle lebenswichtigen Nährstoffe in ausreichender Menge zu uns nehmen und Ernährungsfehler wie zu viel Fett, Zucker oder Kochsalz vermeiden.

Mit der Sonderform einer leichten Vollkost werden Lebensmittel gemieden, auf die viele Menschen mit Blähungen, Völlegefühl und Aufstoßen reagieren. Dazu gehören rohe Zwiebeln, Kohlgemüse, Bohnen, frisches Hefegebäck und rohes Steinobst. Das Essen sollte nur leicht gewürzt sein, statt gebratener oder gerösteter Speisen werden gedünstete oder in Folie gegarte Speisen bevorzugt. Die Kost sollte nicht zu fett- oder zuckerreich sein und weder zu heiß noch zu kalt verzehrt werden. Alkoholische oder kohlensäurehaltige Getränke sowie Kaffee sind ebenfalls nicht ideal.

Wann ist die leichte Vollkost hilfreich?

Besonders hilfreich ist die leichte Vollkost bei folgenden Symptomen und Beschwerden:

- Magendruck
- Blähungen
- Völlegefühl
- Übelkeit
- Verdauungsbeschwerden
- Sodbrennen

Im Prinzip ist sie aber für jeden von uns geeignet, da sie eine vollwertige, ausgewogene Ernährung darstellt.

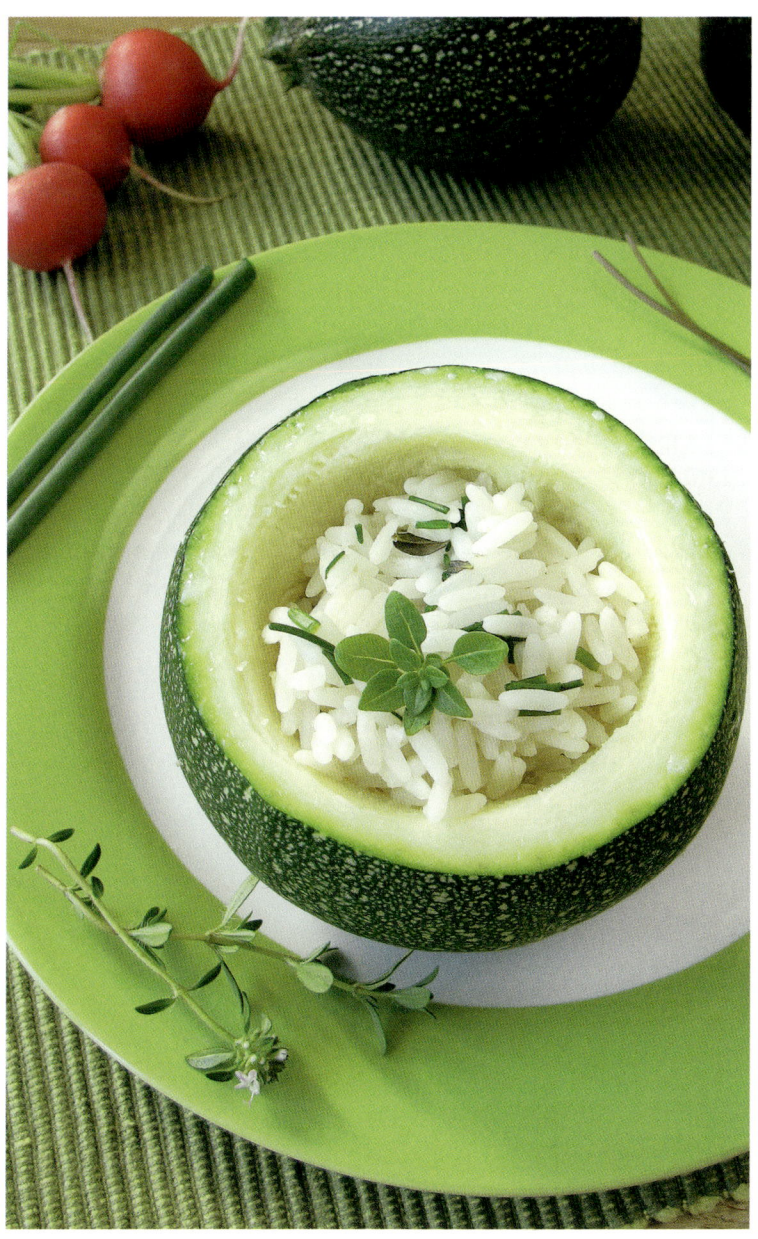

Bevorzugen Sie eine leichte Vollkost.

Die leichte Vollkost erfolgreich anwenden

Folgende Punkte sollten Sie beachten, um die leichte Vollkost erfolgreich anzuwenden.

!

Mit diesen Maßnahmen können Sie die Therapie wirkungsvoll unterstützen.

- Essen Sie langsam
- Kauen Sie gut
- Nehmen Sie mehrere kleine Mahlzeiten über den Tag verteilt zu sich (6 bis 8 Mahlzeiten)
- Bereiten Sie Ihre Mahlzeiten schonend zu – z. B. dünsten, garen, leichtes Anbraten
- Essen Sie nicht zu heiß und nicht zu kalt
- Essen Sie nicht zu scharf und nicht zu gewürzt
- Meiden Sie Röststoffe, z. B. in Röstkaffee, Bohnenkaffee, durch intensives Anbraten
- Verzichten Sie auf kohlensäurehaltige Getränke
- Trinken Sie Kräutertee. Besonders bewährt haben sich Salbei, Kümmel, Anis, Fenchel, Pfefferminze und Kamille
- Sorgen Sie für ausreichend Schlaf und für Entspannung
- Treiben Sie Sport und bewegen Sie sich regelmäßig. Bewegung wirkt sich positiv auf den Darm aus!

Trinken Sie viel Kräutertee.

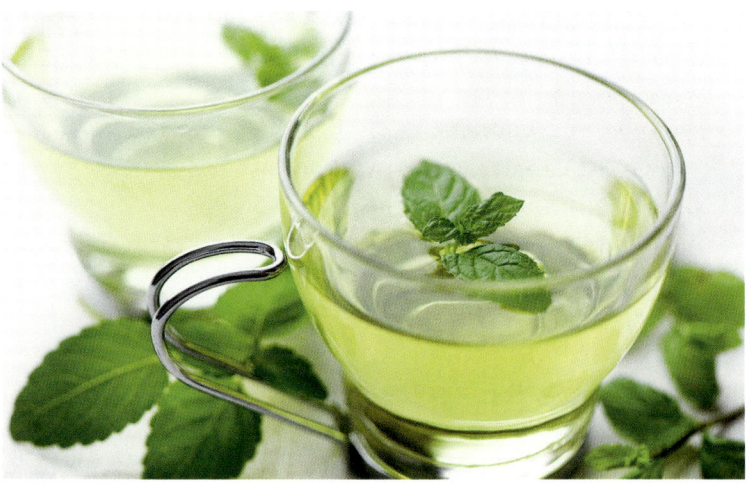

Die richtige Lebensmittelauswahl

Grundsätzlich ist bei der leichten Vollkost alles erlaubt, was Ihnen keine Beschwerden bereitet. Folgende Lebensmittel werden erfahrungsgemäß jedoch häufig **schlecht vertragen;** auf diese sollten Sie bei der Zusammenstellung Ihrer Mahlzeiten besonders achten:

- Hülsenfrüchte
- Gurke, Kohl, Kohlarten (Rotkohl, Weißkohl, Grünkohl, Wirsing), Paprika, Pilze
- Knoblauch, Zwiebel
- Frittierte, panierte und fettreiche Speisen
- Säurereiche Lebensmittel (säurereiches Obst, Essig, in Essig eingelegtes, z. B. Essiggurken)
- Süße und fettreiche Backwaren
- Bohnenkaffee, Kohlensäure, alkoholische Getränke

Folgende Lebensmittel sind meist **gut verträglich:**
- Mischbrot, Weißbrot, Vollkornbrot aus fein gemahlenem Vollkornmehl, Knäckebrot. Alle Brotsorten ohne Nüsse oder grobe Körner, Reiswaffeln
- Butter, Margarine, Putenwurst, fettarmer Belag, fettarmer Käse, fettarme Wurst, Marmelade, Honig, fettarmer vegetarischer Brotaufstrich
- Säurearme Obstsorten wie süßer Apfel, Banane, Birne, Feige, Mango, Papaya, Weintrauben, Kompott, reife Beeren, Obstsaft
- Aubergine, Brokkoli, Chicorée, Fenchel, Karotte, Kürbis, Mais, Mangold, Spinat, Pastinake, Rote Beete, Schwarzwurzel, Sellerie, Spargel, Tomate, Zucchini, Blattsalat, Gemüsesäfte
- Fettarme Fleisch- und Fischsorten, schonende Zubereitung
- Kartoffeln, Salzkartoffeln, Pellkartoffeln, Reis, Vollkornreis, Nudeln, Vollkornnudeln, Couscous, Bulgur, Grünkern, Hirse, Polenta, Amaranth, Quinoa

!

Achten Sie besonders auf eine fettarme, schonende Zubereitung.

- Pflanzliche Öle, Margarine
- (Eingeweichte) Getreideflocken, Cornflakes, wenig Nüsse und Körner
- Joghurt, Kefir, Dickmilch, Buttermilch
- Früchte- oder Kräutertee, stille Mineralwasser

Der richtige Energieverbrauch

Der Energieverbrauch und die Energiezufuhr bestimmen unser Körpergewicht. Liegt der Verbrauch niedriger als die Zufuhr, steigt das Körpergewicht an und Sie nehmen zu. Ist das Verhältnis genau umgekehrt, nehmen Sie an Körpergewicht und Körperfett ab. Im Alter benötigen wir weniger Energie.

Nach jahrelangen Diskussionen um die richtige Reduktionskost ist klar, dass eine fettarme, ausgewogene Ernährungsweise mit viel Vollkorn zur Gewichtsabnahme führen kann. Ein Gewichtsverlust von 500 g wöchentlich ist dabei empfehlenswert. Die Kalorienzufuhr bei einer reduzierten Kost liegt idealerweise zwischen täglich 1200 und 1800 Kilokalorien. Wichtig ist es, dass Sie auf das richtige Verhältnis von Kohlenhydraten, Eiweißen und Fetten achten.

Blattsalate sind kalorienarm und in der Regel gut verträglich.

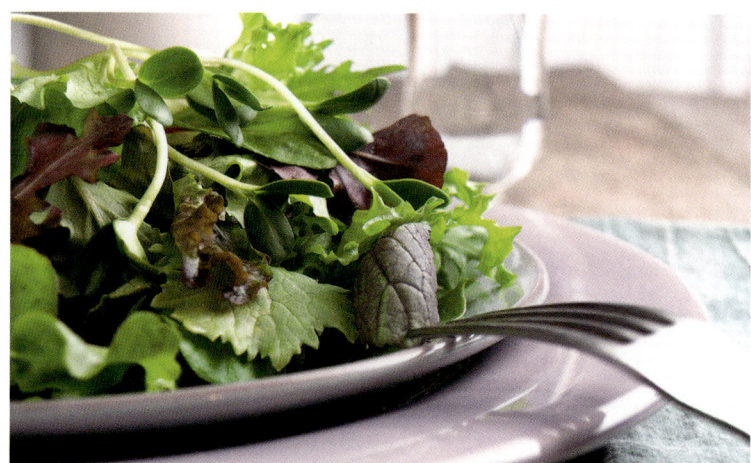

Nährwerte im richtigen Verhältnis

Kohlenhydrate

Kohlenhydrate kommen besonders umfangreich in pflanzlicher Nahrung vor. Es gibt drei Arten von Kohlenhydraten:

Den Hauptteil der Kohlenhydrate bilden die Einfachzucker Glukose (Traubenzucker), Fruktose (Fruchtzucker) und Galaktose (Bestandteil der Laktose). Diese kleinen Kohlenhydratmoleküle werden nach der Aufnahme aus dem Darm zur Leber geleitet, wo die Zuckerarten Galaktose und Fruktose in Glukose verstoffwechselt werden. Kohlenhydrate versorgen unseren Körper mit Energie.

> **!**
> Kohlenhydrate versorgen uns mit Energie.

- Stärke entspricht einem Gemisch aus Mehrfachzuckern, das sehr viel langsamer als die Einfach- oder Zweifach-Zucker (Saccharose, Laktose) in Glukose verstoffwechselt wird. Stärke gilt als Hauptreservestoff des Kohlenhydratstoffwechsels und kommt in allen höheren Pflanzen vor.
- Zellulose wird vom Menschen zwar aufgenommen, aber nicht verstoffwechselt (wie von einigen Tierarten). Zellulose gilt daher als Ballaststoff.

Die direkte Energieversorgung des Körpers stammt aus kohlenhydratreichen Nahrungsmitteln:

- Getreideprodukte: Vollkornbrot und -brötchen, Vollkornreis und Vollkornnudeln sind besser als Weißmehlprodukte.
- Gemüse, Salat, Kartoffeln und Obst: Bevorzugen Sie frische Produkte und Rohkost.
- Zucker: Im Übermaß aufgenommen erhöht er das Körpergewicht und ruft Karies hervor. Im Zweifelsfall ist hier weniger mehr.

Mit Ausnahme von Zucker und zuckerhaltigen Lebensmitteln sind kohlenhydratreiche Nahrungsmittel gesund – nicht nur für den Darm – und relativ kalorienarm. Obst, Gemüse, Kartoffeln und Getreideprodukte sind reich an wertvollen Ballaststoffen und somit ein wichtiger Bestandteil der Ernährung. Der Darm ist auf Ballaststoffe angewiesen, um funktionieren zu können.

Eiweiße

Eiweiß, wissenschaftlich als Protein bezeichnet, ist für unseren Organismus lebensnotwendig. Es dient dem Körper als Baustoff für die Muskulatur, aber auch für die Bildung zahlreicher Hormone (z. B. Insulin) und Enzyme, z. B. die, die für die Verdauung notwendig sind.

!

Eiweiß dient unserem Körper als Baustoff.

Milchprodukte sind sehr gute Eiweißquellen.

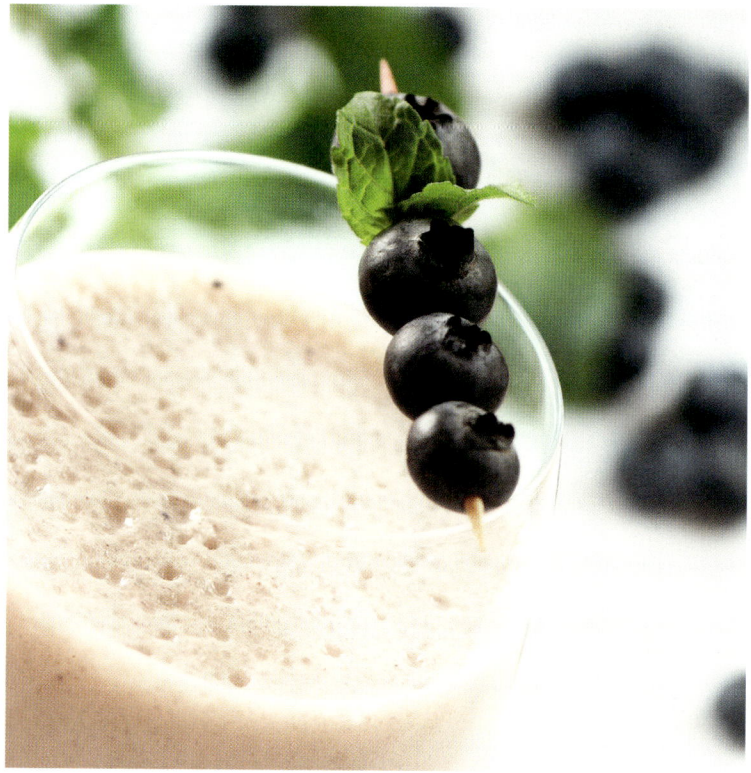

Wenn Sie zu Darmträgheit oder Verstopfungen neigen, sollten Sie Ihren Eiweißbedarf über pflanzliche Nahrungsmittel wie Soja, fettarme Milch, Milchprodukte, Seefisch und mageres Fleisch decken.

Die wichtigsten Eiweißlieferanten

LEBENSMITTEL	EIWEISS in g/100 g
Erdnüsse	29,8
Harzer Käse	27,0
Thunfisch i. e. Saft (Dose)	25,5
Putenbrust	23,0
mageres Schweinefleisch	22,0
Hähnchenbrustfilet	21,0
Mandeln	20,2
magerer Schinken	20,0
Hähnchenflügel	19,0
mageres Rindfleisch	19,0
Hackfleisch	18,9
Alaska Seelachsfilet	18,3
Schweinebauch	18,0
Mozzarella	17,5
körniger Frischkäse, 0,4 % Fett	15,5
Pangasiusfilet	13,4
Magerquark	12,2
Eiklar	11,0
Quark, 20 % Fett	10,8
Tofu natur	10,6
Quark, 40 % Fett	9,3

!

Achten Sie auf
gesunde, pflanzli-
che Fette.

Fette

Fett ist der energiereichste Nährstoff, ein Gramm Fett hat mehr als doppelt so viele Kalorien wie Kohlenhydrate oder Eiweiß. Wenn Sie zu Darmträgheit oder Verstopfungen neigen, sollten Sie ausschließlich hochwertige Vitamin-E-reiche Pflanzenöle und Diät- oder Reformmargarine verwenden. Lein- und Rapsöl haben einen sehr hohen Gehalt an einfach ungesättigten Fettsäuren, die die Gefäße schützen.

Sind Sie übergewichtig, profitieren Sie von einer äußerst sparsamen Verwendung der genannten Fette. Auf fettreiche tierische Produkte und fette Süßigkeiten sollten Sie verzichten – sie sind nicht nur kalorienreich, sondern werden von Menschen mit Magen-Darm-Beschwerden oft nur schlecht vertragen.

Die richtigen Fette

GÜNSTIG	UNGÜNSTIG
Olivenöl	Butter
Walnussöl	Sahne
Rapsöl	Wurst
Makrele	fettes Fleisch
Lachs	fettreicher Käse
Hering	Torten
Olive	Frittiertes
pflanzliche Margarine	Sahneeis
Nüsse	Eisbein
Samen	Fastfood

In Oliven sind ungesättigte und besser verdauliche Fettsäuren enthalten.

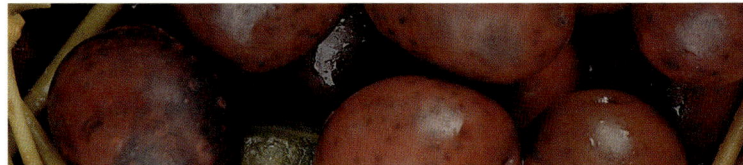

Ballaststoffe fördern die Verdauung

Ballaststoffe gehören zur Gruppe der Kohlenhydrate und sind für eine gute Darmtätigkeit besonders wichtig. Sie sind Stütz- und Strukturelemente der pflanzlichen Zellen und kommen daher praktisch nur in pflanzlichen Lebensmitteln vor.

Lieferanten für Ballaststoffe sind:

- Kleie, Leinsamen, Vollkornmehl (Mehltype 1050), Vollkornprodukte, Vollkornteigwaren und Müsli
- Ölsamen, Mohn, Mandeln, Roggen, Sesam, Erdnüsse, Pistazien, Nüsse, Kerne
- Gelier- und Dickungsmittel wie Guarkernmehl und Johannisbrotkernmehl
- Gemüse, Kartoffeln, Hülsenfrüchte wie Bohnen und Erbsen
- Obst, besonders Trockenobst

Damit Ballaststoffe gut quellen können und der Stuhlgang gleitfähiger wird, sollten Sie täglich mindestens zwei bis 2,5 Liter Flüssigkeit trinken.

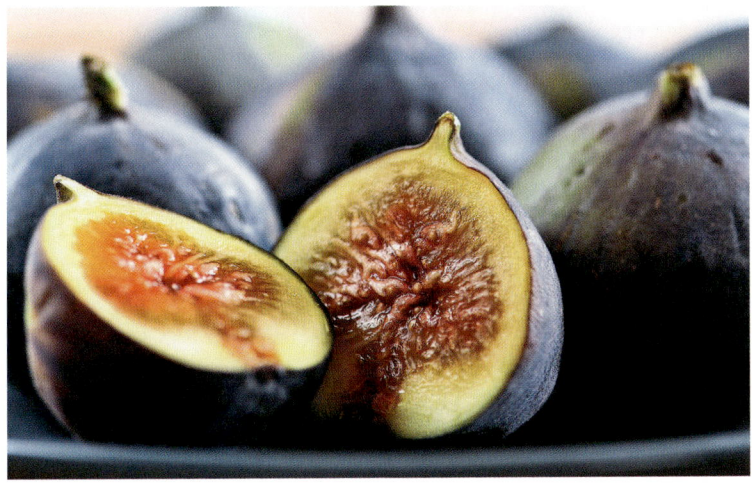

Obst macht satt, liefert Vitamine und kurbelt die Verdauung an.

Die empfohlene tägliche Ballaststoffmenge liegt bei mindestens 30 Gramm, besser 45 Gramm. 30 Gramm Ballaststoffe sind z. B. in 2 Scheiben Vollkornbrot, 2 Äpfeln, 3 hühnereigroßen Kartoffeln, einer Portion Sauerkraut und einer kleinen Schüssel Rettichsalat enthalten. Der Energiegehalt liegt bei nur 525 Kilokalorien.

Ballaststoffreiche Lebensmittel sind Satt- und Schlankmacher, die wenig Kalorien, aber reichlich Vitamine, Mineralstoffe und Spurenelemente sowie sekundäre Pflanzeninhaltsstoffe enthalten.

> **!**
>
> Ballaststoffreiche Lebensmittel sind relativ kalorienarm.

Die wichtigsten Ballaststofflieferanten

NAHRUNGSMITTEL	BALLASTSTOFFE in g/100 g
Weizenkleie	45,0
Leinsamen	38,6
Hülsenfrüchte (Dose)	18,9
Weizenkeime	17,7
Mandeln	15,2
Knäckebrot	14,0
Roggenvollkornmehl	13,9
Erdnüsse	10,9
Artischocken	10,8
Pumpernickel	9,3
Vollkornhaferflocken	9,0
Roggenvollkornbrot	8,1
Vollkornnudeln	8,0
Haselnüsse	7,4
Pistazienkerne	6,5
Walnüsse	6,1

Ballaststoffgehalt einiger Lebensmittel

BALLASTSTOFFREICH	BALLASTSTOFFARM/-FREI
Vollkornbrot	Weißbrot
Vollkornreis	geschälter Reis
Vollkornnudeln	Eierteigwaren
Obst (insbesondere Beerenobst)	Fleisch und Wurst
Gemüse (insbesondere Kohl)	Eier
Hafer-/Weizenkleie	Fisch
Nüsse und Samen (kalorienreich)	Geflügel
Vollkorngetreide (z. B. Vollkornhaferflocken)	Milch und Milchprodukte

Müsli mit Obst und fettarmer Milch schmeckt und beugt Darmträgheit vor.

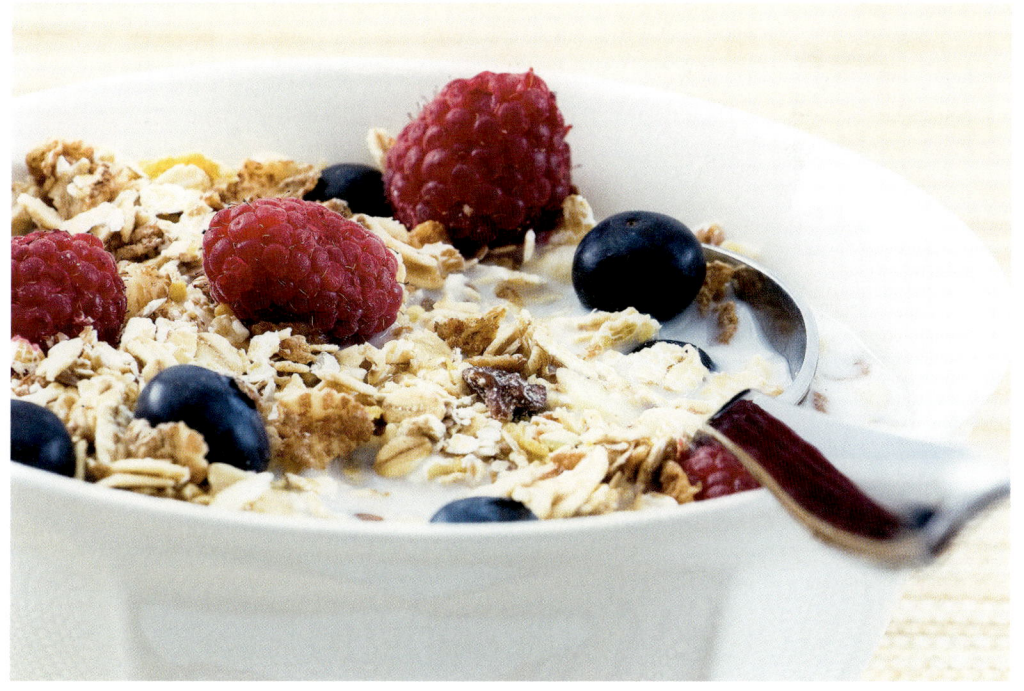

Vitamine und Mineralstoffe

!

Vitaminmangel kommt in Deutschland nur selten vor und lässt sich einfach ausgleichen.

Vitamine und Mineralstoffe sind lebensnotwendige Nahrungsbestandteile. Im Rahmen einer ballaststoffreichen, leichten Vollwerternährung ist eine ausreichende Zufuhr der meisten Vitamine und Mineralstoffe gesichert.

Zu einem Mangel kann es höchstens an Fluorid, Jod, Zink und Magnesium kommen. Bei Menschen, die regelmäßig Abführmittel verwenden, liegt zudem oftmals ein Kalium- und manchmal sogar ein Natriummangel vor. Wenn Sie Abführmittel nehmen, benötigen Sie zur Auffüllung der Speicher in der Regel mindestens 500 mg Magnesium täglich. Das ist mit Nahrungsmitteln kaum zu erreichen. Der Bedarf an Kalium ist abhängig vom Kaliumspiegel im Blut, sollte bei Abführmittelgebrauch aber bei mindestens drei bis fünf Gramm täglich – z. B. in Form von Brausetabletten – liegen. Kalium ist zudem reichlich in Obst, Gemüse, Tomatenmark, Aprikosen, Bananen, Kartoffeln und Säften enthalten. Auch Zinkmangel lässt sich zuweilen nur über Tabletten ausgleichen. Jod- und Fluoridmangel lässt sich leicht durch eine

Kalium ist reichlich in Kartoffeln enthalten.

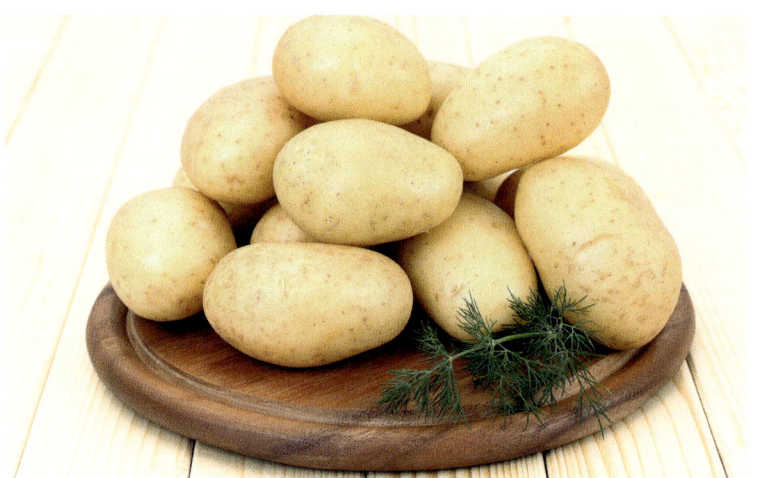

gesunde, ballaststoffreiche Ernährung mit Seefisch und fluoridiertem Jodsalz beheben.

!

Mangelzustände können oft durch eine gezielte Ernährung ausgeglichen werden.

ZINKREICHE NAHRUNGSMITTEL	mg/100 g
Austern, frisch	85
Hefe	8
Schwartenmagen	6,3
Schweineleber	6,2
Rindfleisch	6,1
Rumpsteak	5,6
Rinderlende	5,2
Rindfleisch	5,1
Blauschimmel	5,1
Bergkäse	5,1
Hartkäse, Magerstufe	5,0

KALIUMREICHE NAHRUNGSMITTEL	mg/100 g
Aprikosen, getrocknet	1654
Weizenkleie	1390
Pflaumen, getrocknet	1218
Bananen, getrocknet	1201
Hülsenfrüchte	940
Mandeln	835
Rosinen	782
Datteln, getrocknet	659
Blattspinat	633
Äpfel, getrocknet	541
Roggen-Vollkornmehl	510

MAGNESIUMREICHE NAHRUNGSMITTEL	mg/100 g
Weizenkleie	590
Kürbiskerne	402
Leinsamen	350
Sesamsamen	347
Weizenkeime	250
Sojabohnen	250
Pinienkerne	235
Mandeln	220
Erdnüsse	182
Vollkorn-Hirse	170
Reis, ungeschält	157

Bei den Vitaminen findet häufig eine mangelhafte Zufuhr an B-Vitaminen (insbesondere Folsäure) statt. Hier helfen Nahrungsergänzungsmittel, deren Bedarf Sie mit Ihrem Arzt klären sollten.

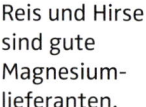

Reis und Hirse sind gute Magnesiumlieferanten.

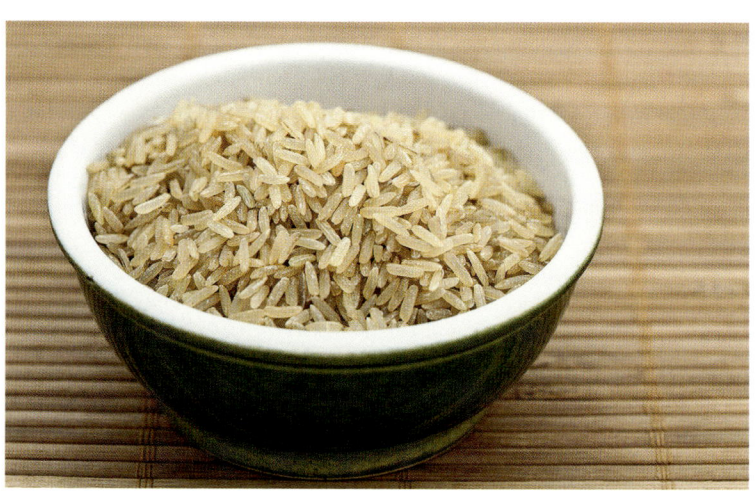

Pro- und Präbiotika – wirklich wichtig?

Probiotika sind Mikroorganismen – zum Beispiel Milchsäurebakterien –, die die Passage durch den Verdauungstrakt bis zum Dickdarm weitgehend überleben, sich hier ansiedeln und gesundheitsförderliche Wirkungen entfalten. Die bekanntesten probiotischen Lebensmittel sind fermentierte Milchprodukte.

> **!**
> „Probiotisch"
> bedeutet übersetzt
> „für das Leben".

Es gibt viele positive Hinweise darauf, dass Probiotika die Darmflora stärken und damit Erkältungs- und Durchfallerkrankungen vorbeugen. Weiterhin hemmen sie Enzyme, die Nahrungsreste im Darm zu krebserregenden Substanzen umwandeln. Probiotika werden unterschiedlichen Lebensmitteln zugesetzt, z. B. Milchprodukten, Müsli und Wurstwaren. Viele Probiotika sind auch in Sauerkraut und Brottrunk enthalten.

> **!**
> Präbiotika sind in
> der Regel Kohlen-
> hydrate.

Viele **Präbiotika** sind Kohlenhydrate, die im Dickdarm verdaut werden. Sie helfen gegen Verstopfungen, außerdem erhöhen sie den Wassergehalt im Darm und erhöhen dadurch seine Beweglichkeit. Zu den Präbiotika gehören Ballaststoffe, wie sie in natürlichen Nahrungsmitteln vorkommen, zum Beispiel Inulin oder Oligofructose. Diese gelangen unverdaut in tiefere Darmabschnitte und erhöhen dort die Anzahl der gesundheitsfördernden Bifidobakterien im Dickdarm. Über eine gesunde Ernährung mit vielen Ballaststoffen nehmen Sie in der Regel ausreichend Präbiotika zu sich.

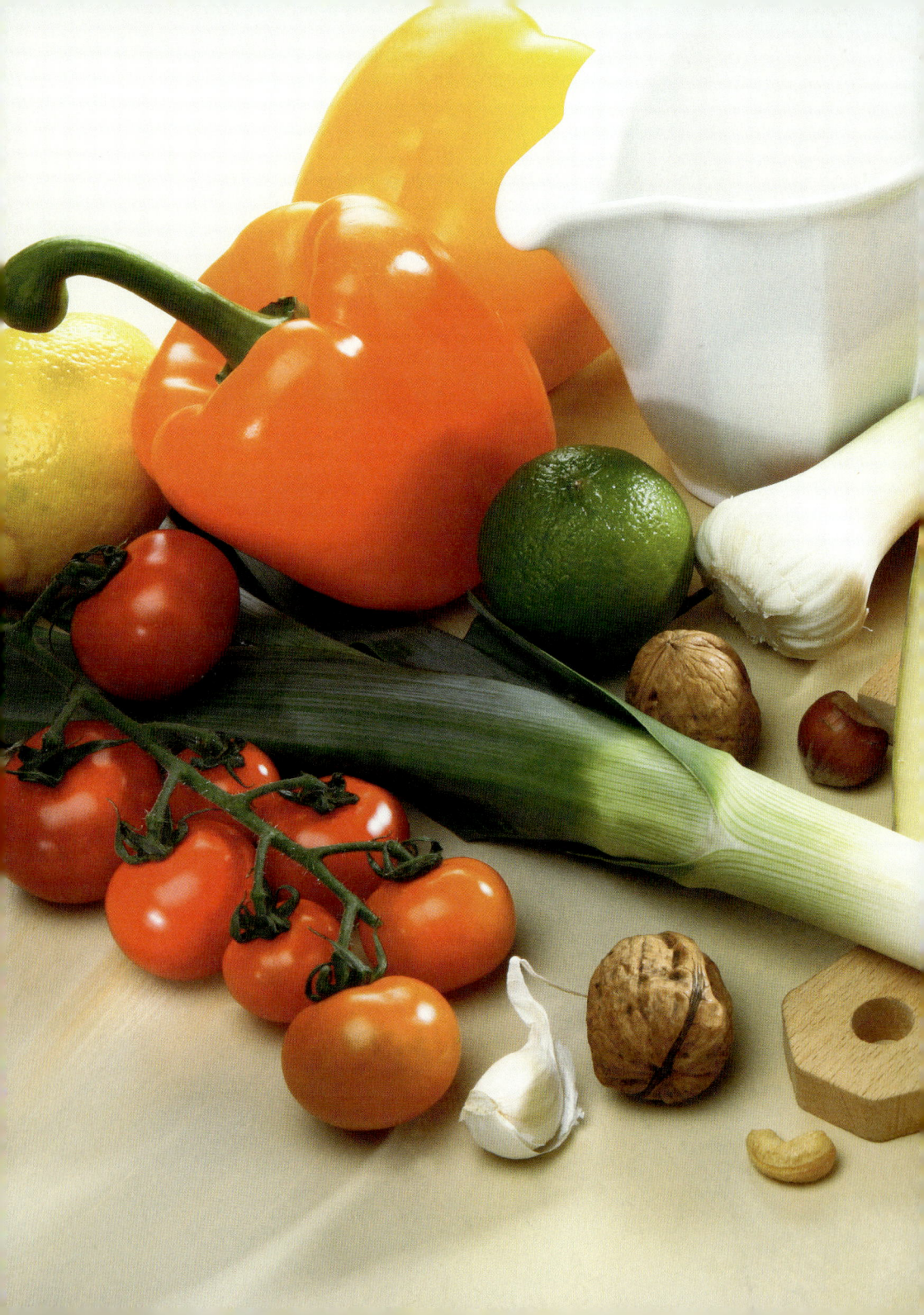

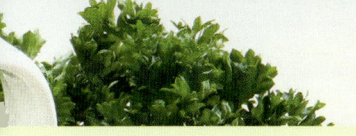

MAGEN- UND DARM-BESCHWERDEN – ERNÄHRUNGSREGELN

Viele Menschen, die unter Magen-Darm-Beschwerden leiden, sind oft müde und verspüren einen inneren Druck. Das folgende Kapitel gibt Ihnen einen Überblick über die häufigsten Magen-Darm-Beschwerden und stellt wichtige Ernährungsregeln vor, die Ihnen dabei helfen, sich wieder wohl in Ihrem Körper zu fühlen.

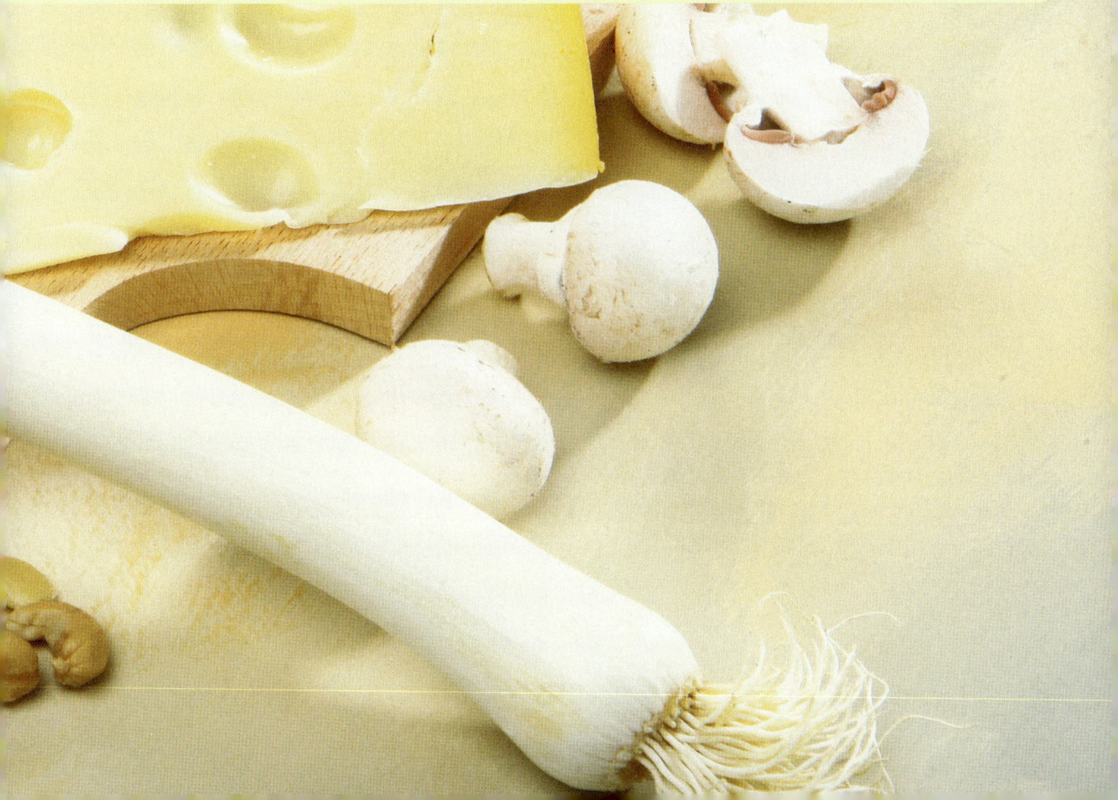

Magenbeschwerden

Sodbrennen

Die Speiseröhre ist im Gegensatz zum Magen nicht gegen die Magensalzsäure geschützt, daher ist es auch unangenehm, wenn Mageninhalt in die Speiseröhre gelangt. Wir kennen das als Sodbrennen. Wenn die Beschwerden dauerhaft anhalten, spricht der Arzt von Refluxösophagitis. In diesem Fall hat sich durch den in die Speiseröhre gelangenden Mageninhalt die Schleimhaut der Speiseröhre entzündet, was oft sehr schmerzhaft ist.

> **!**
>
> Das Wort Reflux steht für Rückfluss, „-itis" bedeutet Entzündung.

Die Gründe für den Rückfluss des Magensaftes sind vielfältig. In der Regel ist der Verschluss (Schließmuskel), der die Speiseröhre vom Magen trennt, nicht ausreichend kräftig. Viele Patienten mit Refluxösophagitis leiden auch unter einer Hiatushernie, einem krankhaftem Durchtritt von Anteilen des Magens durch das Zwerchfell. Schmerzen hinter dem Brustbein, die auch für Herz-Gefäß-Krankheiten stehen können, sollten auf jeden Fall vom Facharzt für Magen-Darm-Krankheiten abgeklärt werden. Der Arzt verordnet in der Regel eine medikamentöse Therapie, die das Ziel hat, die Produktion von Magensalzsäure zu hemmen oder die bereits produzierte Magensalzsäure unschädlich zu machen.

Ernährungsregeln

Leichte Beschwerden lassen sich in der Regel durch eine Umstellung der Lebensgewohnheiten in den Griff bekommen: Vier bis sechs kleine Mahlzeiten sind besser als wenige große. Das letzte Essen am Tag sollte knapp ausfallen und drei Stunden vor der Bettruhe verzehrt werden.

Eiweißreiche Mahlzeiten haben einen günstigen Einfluss auf den Schließmechanismus, fett- und zuckerreiche Speisen hingegen eine negative Wirkung. Trinken Sie keinen Alkohol, vor allem abends. Meiden Sie auch Süßigkeiten (besonders Schokolade), süße Getränke, Kaffee, schwarzen Tee, scharfe Gewürze, Zitrusfrüchte und Nikotin. Fettreiche Speisen, zum Beispiel fette Fleisch-, Fisch- und Käsesorten, Frittiertes, Chips, Mayonnaise oder Sahnesaucen, sind ungünstig. Bevorzugen Sie die fettarmen Varianten, auch bei den Milchprodukten (fettarme Milch statt Vollmilch, Naturjoghurt statt Sahnejoghurt).

Wenn Sie übergewichtig sind, sollten Sie versuchen, Ihr Normalgewicht zu erreichen, denn die überzähligen Pfunde erhöhen den Druck im Bauch.

!

Alkohol und Schokolade sind tabu.

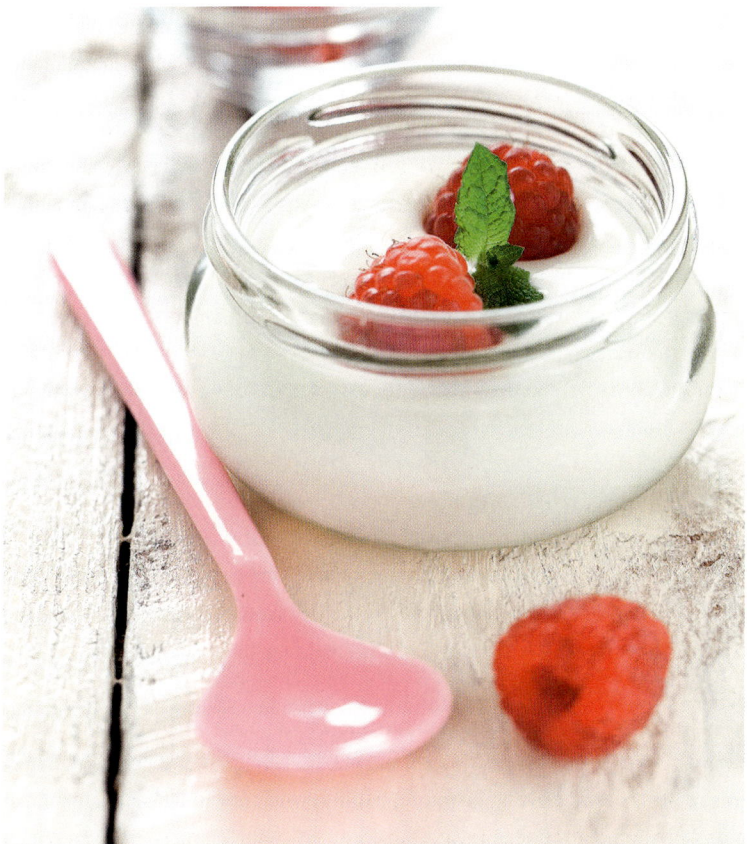

Eiweißreiche Mahlzeiten haben einen günstigen Einfluss auf den Schließmechanismus des Magens.

Reizmagen

Bei einem Reizmagen (funktionelle Dyspepsie) treten Beschwerden wie Völlegefühl, Magenschmerzen, Schmerzen im Oberbauch, Erbrechen, Übelkeit, Sodbrennen und häufiges Aufstoßen auf. Als Auslöser werden Nahrungsmittelunverträglichkeiten, Nahrungsmittelallergien und psychische Einflüsse diskutiert. Eventuell werden auch die Bewegungen des Magens verlangsamt, was zu Missempfindungen im Bauchraum führt. Eine Reizung des Magens kann auch durch Zusatzstoffe hervorgerufen werden.

Sie sollten einen Arzt aufsuchen, wenn Schmerzen im linken Oberbauch auftreten (Verdacht auf Bauchspeicheldrüsenentzündung), die Schmerzen länger andauern oder der Bauch hart und verspannt ist.

Ernährungsregeln

An erster Stelle sollte die Lebensweise und das Essverhalten geändert werden. Auf alle Lebensmittel, die bei Ihnen Beschwerden auslösen, sollten Sie konsequent verzichten. Die Führung eines Ernährungsprotokolls kann Ihnen dabei helfen, schlecht verträglichen Nahrungsmitteln auf die Spur zu kommen. Hilfreich ist es für viele Betroffene, Entspannungstechniken zu lernen, um Stress abzubauen.

Mit den folgenden Tipps wird die Nahrung besser bekömmlich: Ruhe beim Essen und ausführliches Kauen bereiten die Nahrung besser für die Verdauung vor und entspannen Körper und Geist. Insbesondere wenn wir „nur so nebenbei" essen, zum Beispiel beim Fernsehen, verschwinden schnell einmal mehrere Happen hintereinander im Mund und landen schlecht gekaut im Magen.

Bevorzugen Sie kleinere Mahlzeiten und essen Sie regelmäßig; damit kommen Magen und Darm besser zurecht und werden nicht unnötig belastet. Am günstigsten sind drei Haupt- und zwei Zwischenmahlzeiten.

! Die Ursachen für einen Reizmagen sind noch nicht geklärt.

! Bei Reizmagen steht die Ernährungsumstellung an erster Stelle.

Essen Sie nicht zu süß, zu salzig oder zu fett, und meiden Sie starke Gewürze. Getränke mit viel Kohlensäure, Zucker oder Alkohol sind ebenfalls ungeeignet. Erhöhen Sie die Zufuhr von Ballaststoffen.

!

Essen Sie mit Ruhe.

Mit Hilfe eines Ernährungsprotokolls können Sie schlecht verträglichen Nahrungsmitteln auf die Spur kommen.

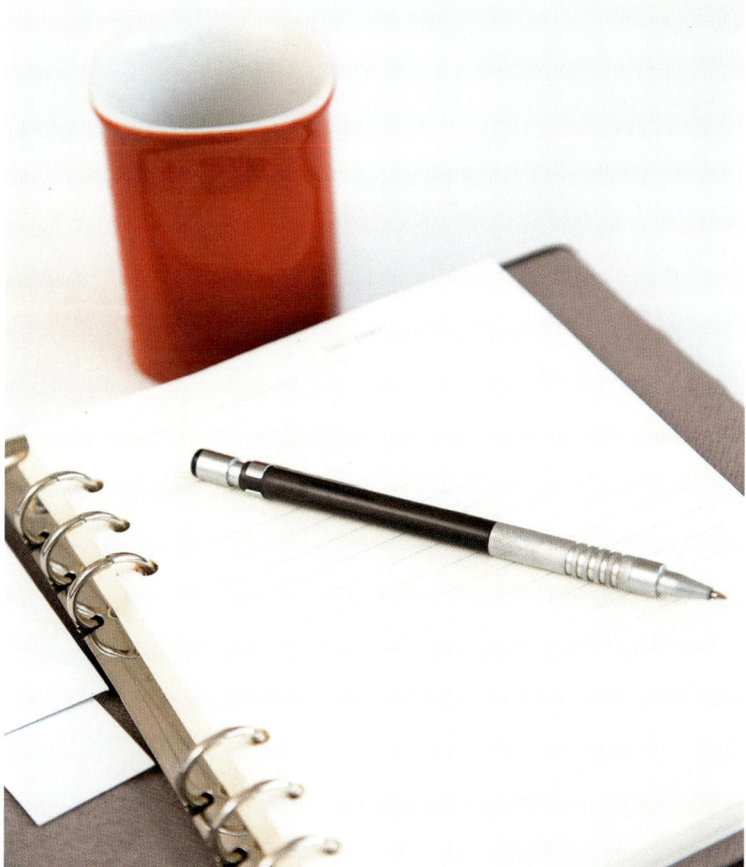

Gastritis

Als Gastritis bezeichnet man eine Entzündung der den Magen auskleidenden Schleimhaut. Sie kann akut auftreten oder dauerhaft, also chronisch sein. Die Diagnose kann nur mithilfe feingeweblicher (histologischer) Untersuchungen gestellt werden, wofür eine Magenspiegelung erforderlich ist. Man unterscheidet drei Formen der Gastritis: Typ A, B und C. Mehr als 90 Prozent der Erkrankten leiden unter der Typ-B-Gastritis.

Auslöser einer chronischen Magenschleimhautentzündung oder Typ-B-Gastritis ist das Bakterium Helicobacter pylori. Dieser Krankheitserreger siedelt sich vor allem unter dem Schleim der Magenschleimhaut an und kann chronische Magenschleimhautentzündung, Zwölffingerdarm- und Magengeschwüre bis hin zu Magenkrebs hervorrufen. Die Symptome sind Schmerzen im Oberbauch sowie Völle- und Druckgefühl in der Magengegend nach dem Essen.

Wenn Sie durch den Erreger krank werden, geben Ihnen Ärzte Medikamente, die die Bildung von Magensäure hemmen, sowie Antibiotika. Da gegen letztere zunehmend Resistenzen (Unempfindlichkeiten) vorliegen, wird vorab getestet, ob das Medikament überhaupt wirkt.

> **!**
>
> Gastritis wird von Bakterien ausgelöst.

Ernährungsregeln

Als Ernährung empfiehlt man heutzutage die leichte Vollkost. Wie Sie bereits gelesen haben, bedeutet das im Endeffekt nur, dass Sie die Lebensmittel, die Sie nicht vertragen, meiden sollten. Eine ausgesprochene Magendiät gibt es nicht, sinnvoll ist es jedoch, auf extrem große, belastende Mahlzeiten und auf Alkohol zu verzichten und nicht zu rauchen! Viele Patienten vertragen kohlensäurereiche Getränke nicht.

Bei einer akuten Magenschleimhautentzündung legen Sie sich am besten ein bis zwei Tage ins Bett und verzichten vorübergehend auf Nahrung, v. a. bei Erbrechen. Trinken Sie danach ausreichend, z. B. Kamillentee. Anschließend beginnen Sie mit einer leichten Kost, die auf mehrere kleine Mahlzeiten aufgeteilt wird.

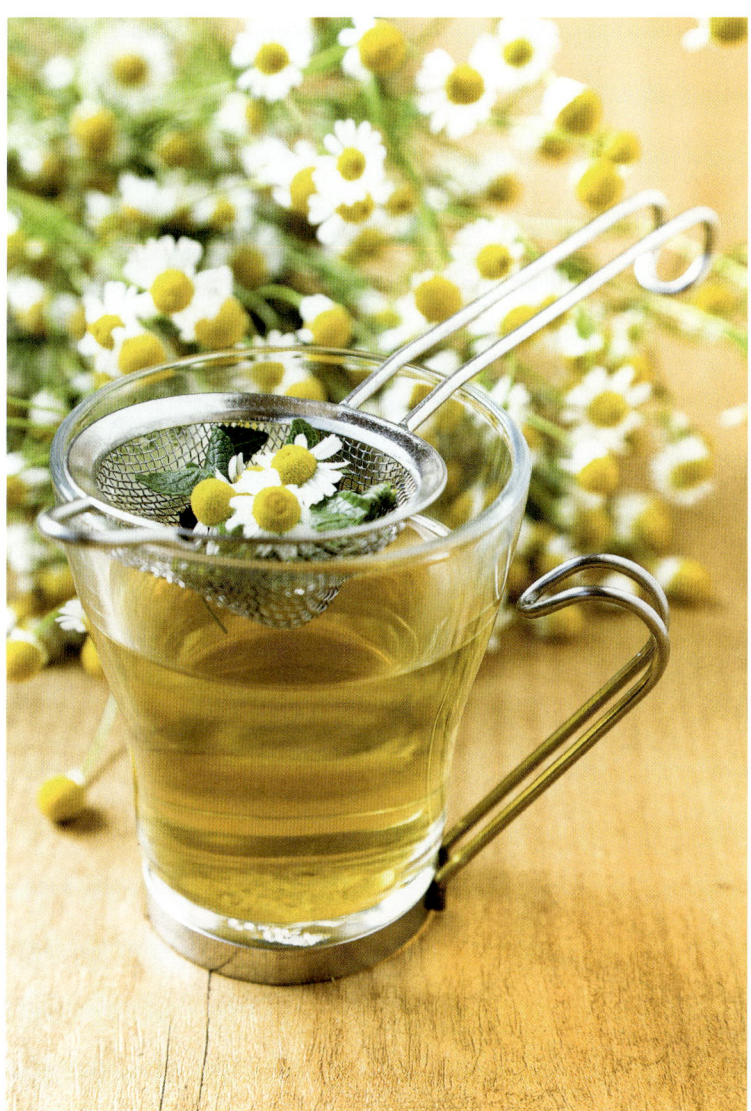

Bei einer akuten Magenschleimhautentzündung sollten Sie auf Nahrung verzichten und stattdessen ausreichend trinken, z. B. Kamillentee.

Magen- und Zwölffingerdarmgeschwür

Die Ursache des Magen- bzw. Zwölffingerdarmgeschwürs ist im Grunde ein Missverhältnis zwischen schleimhautschützenden und -zerstörenden Faktoren. Außerdem spielt das Bakterium Helicobacter pylori bei Zwölffingerdarmgeschwüren eine Rolle, bei Magengeschwüren gilt dies als sehr wahrscheinlich. Da jedoch nicht alle, die den Keim in sich tragen, ein Geschwür entwickeln, müssen weitere Ursachen in Betracht gezogen werden. Bekannt ist, dass ein hoher Kaffeeverbrauch, im Gegensatz zu anderen koffeinhaltigen Getränken, häufig ein Magengeschwür verursacht. Es wird vermutet, dass auch eine entsprechende Veranlagung dazu gehört. Ebenso können Medikamente (z. B. Rheumamittel), Stress, ein hoher Kochsalzkonsum, eine zu hohe Säurebildung oder Rauchen als Ursache infrage kommen.

Mit einem Magengeschwür müssen Sie sich in ärztliche Behandlung begeben. In der Regel erhalten Sie Medikamente, die die Salzsäureproduktion reduzieren oder direkt die Säure binden – die sogenannten Antazida. Ist das Bakterium Helicobacter pylori an der Krankheit beteiligt, werden Antibiotika verordnet.

Ernährungsregeln

Spezielle Diäten gibt es für die Erkrankung nicht, nur auf das Rauchen sollten Sie verzichten, da es die Magenschleimhaut angreift. Bei frischen Magengeschwüren sollten Sie auf scharf gewürzte Speisen und generell scharfe Gewürze verzichten. Kaffee und starken Schwarztee sollten Sie ebenfalls meiden.

Empfehlenswert ist eine leichte Vollkost, das heißt, Sie können das essen, was Sie vertragen.

Im Gegensatz zu früher ist eine hohe Ballaststoffzufuhr erwünscht! Die hilft zwar nicht bei der Heilung, jedoch treten Rückfälle unter ballaststoffreicher Kost seltener auf. Grund dafür ist wohl die Bindung von Gallensäuren.

!

Magengeschwüre haben viele Ursachen.

!

Vermeiden Sie scharfe Speisen!

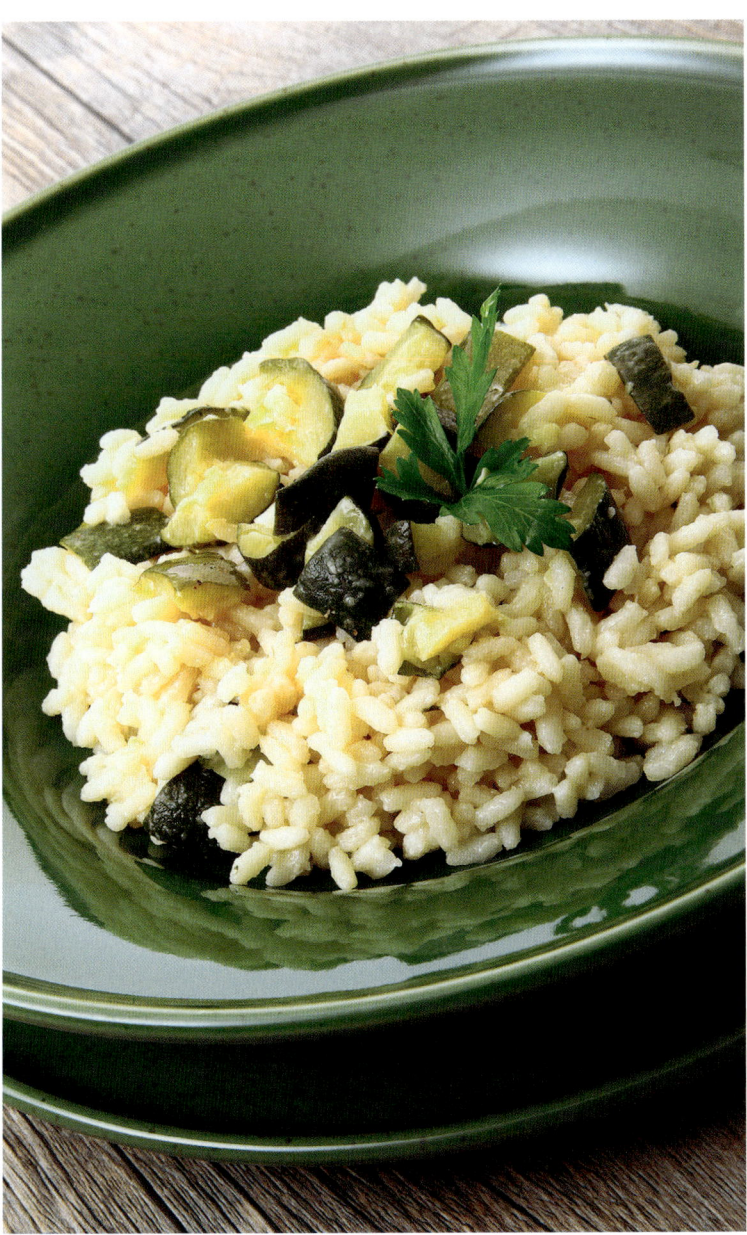

Im Gegensatz zu früher ist eine hohe Ballaststoffzufuhr erwünscht!

Gallensteine

Gallensteine sind kleine Steinchen, die aus verfestigter Gallenflüssigkeit bestehen. Je nach Zusammensetzung werden sie zum
Beispiel als Cholesterin- oder Pigmentsteine bezeichnet. Nur
25 Prozent der Betroffenen entwickeln Beschwerden. Kommt es
jedoch zu Schmerzen im Oberbauch, ist Handeln angesagt, da
sich Komplikationen entwickeln können, und meist kommt es
zu einer Entfernung der Gallenblase. Liegt eine akute Gallenkolik
oder eine Entzündung der Gallenblase vor, gilt es jedoch zu-
nächst, diese medikamentös in den Griff zu bekommen. Erst
nach Abklingen der Akutsymptomatik wird die Gallenblase dann
mitsamt den Gallensteinen entfernt.

Ernährungsregeln

In erster Linie heißt es, Kalorien einsparen. Essen Sie mehr Obst
und Gemüse, dafur weniger Fleisch, Sahne und Süßigkeiten.
Bevorzugen Sie fettarme tierische Produkte, zum Beispiel gekoch-
ten Schinken statt Salami. Butter sparsam aufs Brot streichen
oder besser gleich auf Margarine setzen.

Wenig Zucker verwenden, da dieser sich auch ungünstig auf
Gallensteine auswirkt. Essen Sie außerdem reichlich Ballaststoffe.
Diese binden im Darm Cholesterin, dadurch wird dieses, zusam-
men mit dem gesunden „Ballast", vermehrt ausgeschieden.

Essen Sie Fisch, denn die darin enthaltenen Omega-3-Fettsäu-
ren können die Konzentration an Cholesterin in der Gallenflüssigkeit senken. Vor allem Fische wie Lachs, Hering, Sardine und
Makrele weisen viele der gesunden Fettsäuren auf. Und auch
pflanzliche Öle wie Raps- und Walnussöl sind reich an Omega-3-
Fettsäuren.

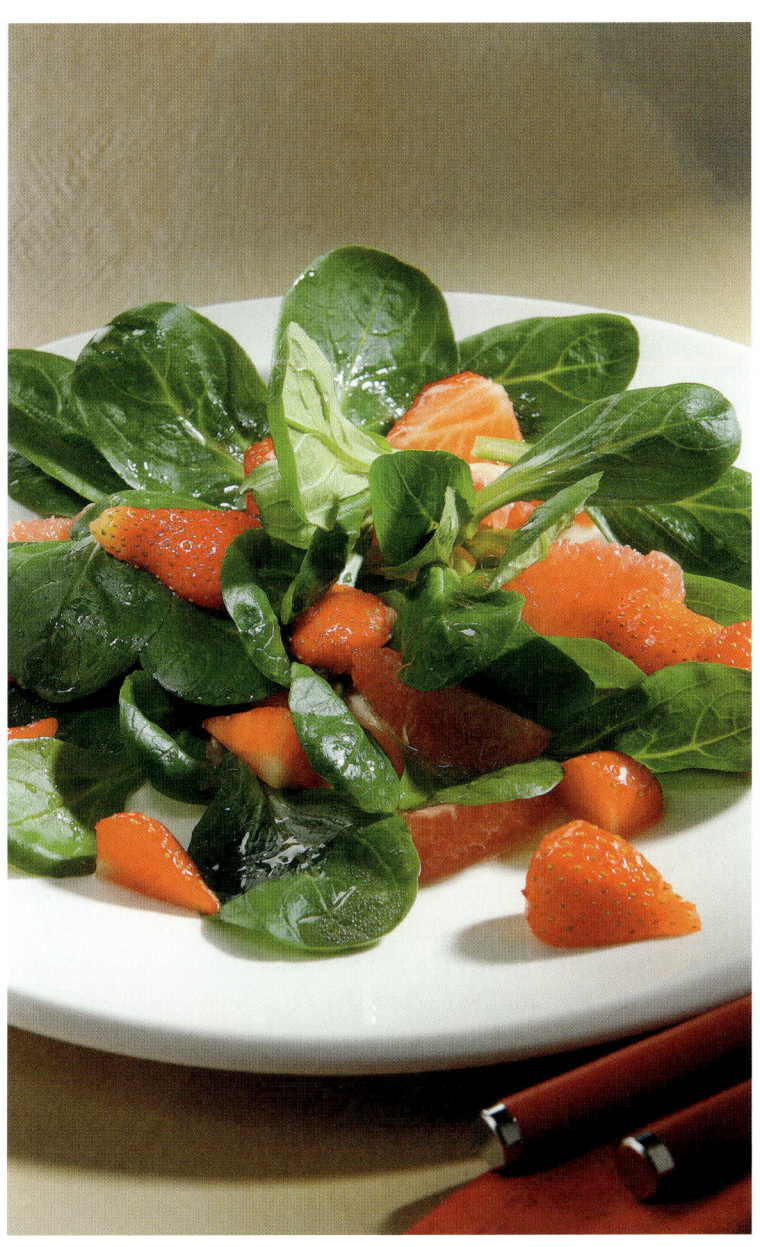

Sparen Sie Kalorien
und essen Sie mehr
Obst und Gemüse.

Darmbeschwerden

Pilzerkrankungen des Darms

!

Im geringen Umfang sind Pilze auch in der gesunden Darmflora anzutreffen.

Der Darm bietet den Pilzen mit seinem feuchten Milieu, den großen Mengen an Nährstoffen und seinen vielen kleinen Ausstülpungen, den sogenannten Darmzotten, einen idealen Nistplatz. Von dort aus können sie durch die Darmschleimhaut in die Blutbahn gelangen und dann den ganzen Körper besiedeln. In kleiner Anzahl kommen Hefepilze in jedem menschlichen Organismus vor, was nicht als krankhaft anzusehen ist. Auch der bekannteste und häufigste Hefepilz, der Candida albicans, ist im geringen Umfang in der gesunden Darmflora anzutreffen und wird dort normalerweise von den Darmbakterien an der Ausbreitung gehindert. Explosiv vermehren können sich Hefepilze erst dann, wenn das Immunsystem deutlich geschwächt ist. Dann ist von einem krankhaften Pilzbefall (Mykose) die Rede.

Ernährungsregeln

Liegt eine Infektion mit Candida albicans vor, ist eine vollwertige Ernährung empfehlenswert. Ballaststoffreiche Lebensmittel sowie der tägliche Verzehr von Sauermilchprodukten wirken sich günstig auf die Darmflora aus.

Schnelllösliche Kohlehydrate wie Weißmehl und Zucker sollten Sie gegen Vollkornprodukte, Ballaststoffe und Kohlenhydrate aus frischem Obst und Gemüse austauschen.

!

Heute wird nicht mehr zum kompletten Zuckerverzicht geraten.

Ein kompletter Verzicht auf Zucker wird heute nicht mehr geraten, da bei zu wenig Nahrung der Pilz aktiver wird und versucht, durch die Darmwand zu gelangen, um an den Blutgefäßen anzudocken und sich von dem im Blut gelösten Zucker zu ernähren.

Verstopfung

Sie leiden an Darmträgheit, wenn Sie höchstens alle drei bis vier Tage Stuhlgang haben, der vergleichsweise hart ist. Ärzte sprechen von einer Verstopfung, wenn man über Monate hinweg weniger als dreimal wöchentlich Stuhlgang hat, dabei stark pressen muss und unter Bauchschmerzen, Völlegefühl und Appetitlosigkeit leidet.

Zu den Ursachen chronischer Verstopfungen gehören vor allem eine ballaststoffarme Ernährung, zu wenig Flüssigkeitsaufnahme und auch Bewegungsmangel.

!

Häufigste Ursache für Verstopfung ist eine ballaststoffarme Ernährung.

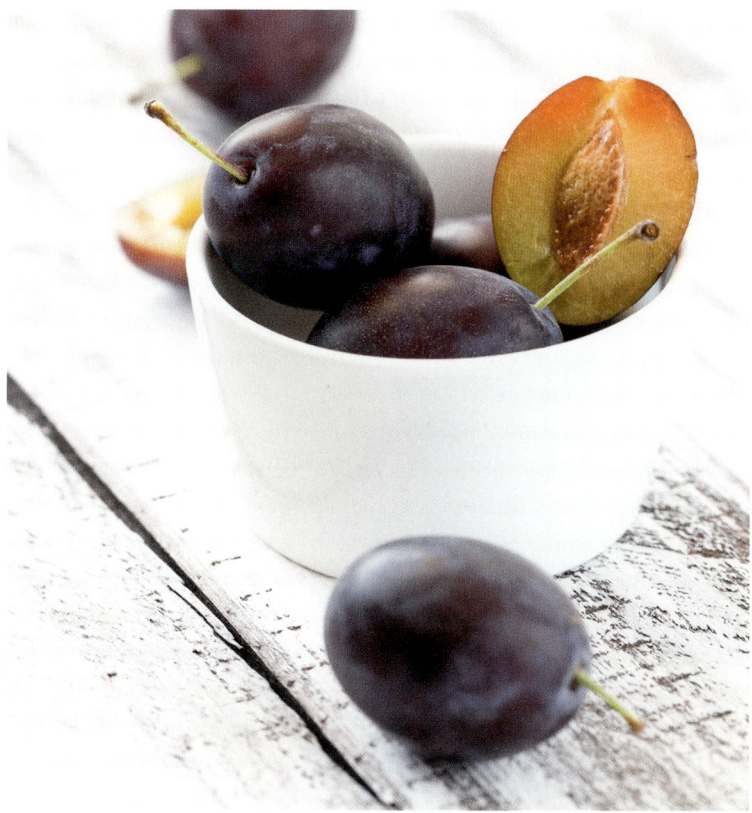

Die abführende Wirkung von reifen Pflaumen ist bekannt.

Eine weitere Ursache sind hormonelle Umstellungen, die vor allem Frauen betreffen, meist während der Schwangerschaft, aber auch einige Zeit vor oder während der Menstruation. Hinzu kommen falsch verwendete Abführmittel sowie Erkrankungen wie Divertikulose. Ebenso können seelische Ursachen eine Rolle spielen. Akut kann eine Verstopfung durch spezielle Medikamente ausgelöst werden (z. B. Beruhigungsmittel), aber auch eine Ernährungsumstellung oder Hämorrhoiden können die Darmträgheit hervorrufen.

Eine Grunderkrankung wie Divertikulose muss ärztlich behandelt werden. Abführmittel sollten eher die Ausnahme sein und bei akuter Verstopfung kurzzeitig Verwendung finden – unter Begleitung eines Arztes. Bei Blut im Stuhl oder wenn ein Stuhlgang unmöglich ist (weniger als dreimal wöchentlich) dürfen Sie ebenfalls nicht zögern, Ihren Arzt aufzusuchen.

Ernährungsregeln

Testen Sie zuerst das einfachste und billigste Abführmittel: Wasser. Etwa ein bis eineinhalb Liter davon – so viel wie möglich auf einmal – bringt den Darm in Schwung und sorgt dafür, dass der Stuhl nicht mehr so hart ist und bald ausgeschieden wird.

Eine ballaststoffreiche, gesunde Ernährung ermöglicht in der Regel einen natürlichen Stuhlgang. Am meisten Ballaststoffe enthält Weizenkleie mit einem Anteil von 45 Prozent. Sie wird neben Leinsamen, Pflaumen und Milchzucker auch therapeutisch eingesetzt (15–40 pro Tag), wenn eine Umstellung der Ernährung auf ballaststoffreiche Kost nicht möglich ist. Lebensmittel mit einem hohen Ballaststoffanteil sind Vollkorngetreideprodukte, Gemüse und Obst. Erstere haben den höchsten Anteil von quellenden Substanzen und sind deshalb wesentlichster Bestandteil der Diät. Generell wichtig beim Verzehr von ballaststoffreichen Lebensmitteln ist die gleichzeitige hohe Flüssigkeitszufuhr (150 ml Flüssigkeit pro Esslöffel Weizenkleie).

Wasser ist
das einfachste und
natürlichste Abführ-
mittel.

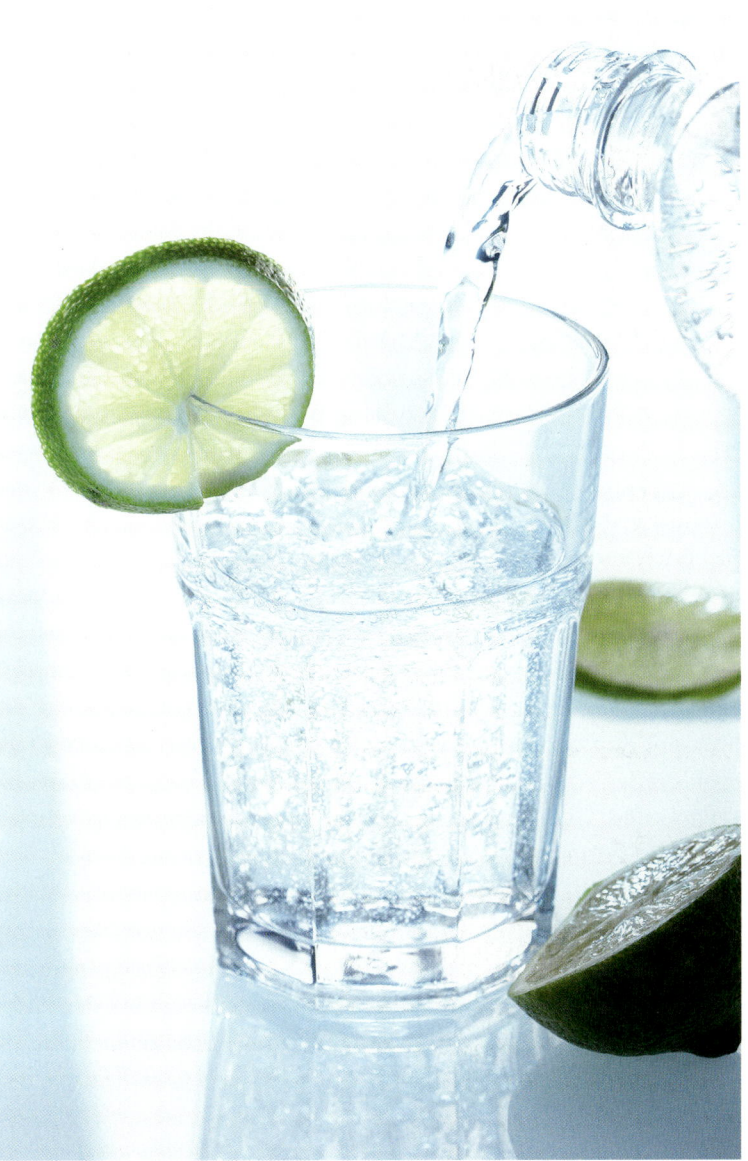

Blähungen

Als Blähungen (Flatulenz) bezeichnet man das vermehrte Auftreten von Darmgasen. Blähungen können unterschiedliche Ursachen haben, z. B. unbewusstes Luftschlucken oder auch Verstopfung, die ein Ableiten der Gase verhindert. Die Darmgase werden von Bakterien, die im Dickdarm leben, gebildet. Bestimmte Lebensmittel fördern Blähungen.

Windabgänge mit einer Häufigkeit von mehr als 20 bis 30 pro Tag sind nicht mehr normal. Das gilt auch, wenn Sie verschiedenste Nahrungsbestandteile erfolglos gemieden haben und wenn stärkere Stuhlanomalien hinsichtlich Farbe, Beschaffenheit sowie Geruch auftreten. Treten die Blähungen plötzlich auf, sollten Sie beim Arzt eine schlimmere Erkrankung ausschließen lassen.

> **!**
> Darmgase werden von Bakterien gebildet.

Ernährungsregeln

Essen Sie vorwiegend Speisen, die leicht verdaulich sind. Zu viele Ballaststoffe und scharf gewürzte Speisen sollten Sie ebenso meiden wie zu viel rohes Gemüse. Blanchiertes oder gedünstetes Gemüse, das ruhig noch knackig sein darf, verträgt der Darm besser. Meiden Sie blähende Nahrungsmittel wie Zwiebeln, Kohl, weiße Bohnen, Linsen, unreifes Obst, Nüsse, Rosinen, sehr frisches Brot, grobes Vollkornbrot, Kaffee, Schokolade, Eiskaltes oder Fettgebackenes. Gut sind hingegen gedünstete Karotten, geschälte Tomaten, grüne Bohnen oder Fenchel.

Nehmen Sie sich Zeit zum Essen und kauen Sie gründlich. Verteilen Sie mehrere kleine Mahlzeiten über den Tag. Bewegung und Sport bringen auch den Darm in Schwung. Bewegung massiert den Darm und beschleunigt den Weitertransport der Nahrung. Vom Verdauungsspaziergang bis zum Ausdauersport ist alles erlaubt.

> **!**
> Wichtig: Meiden Sie blähende Nahrungsmittel.

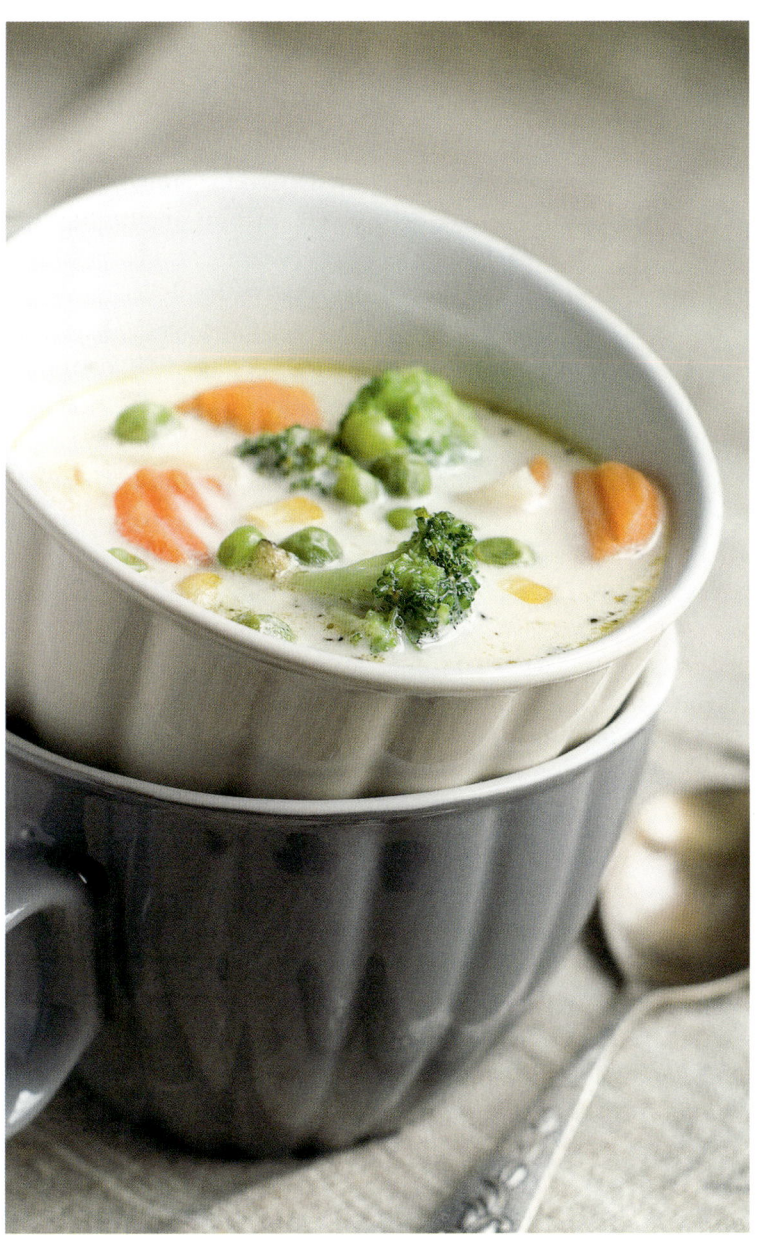

Gedünstetes Gemüse
ist leichter
verdaulich.

Reizdarm

Schmerzen im Unterleib, verbunden mit Blähungen, Durchfall oder Verstopfung, weisen auf einen Reizdarm hin. Dazu gehören Dickdarmbeschwerden, die ohne fassbare organische Ursachen auftreten können. Da das Reizdarmsyndrom (RDS) nicht leicht zu diagnostizieren ist, heißt es bei der Diagnose oft, die Ursache sei „psychisch". Die Betroffenen fühlen sich dann oft alleingelassen.

!

RDS ist nicht leicht zu diagnostizieren.

Als Ursachen werden psychische Belastungen vermutet, in manchen Fällen Nahrungsmittelunverträglichkeiten (z. B. gegenüber Fruktose oder Sorbit), Bewegungsmangel, eine ballaststoffarme Ernährung, Infektionen oder die Einnahme von Medikamenten, die die Darmfunktion beeinträchtigen.

Bestehen die Probleme noch nicht lange, nehmen sie zu oder treten sie auch nachts auf, kommt es zu einem Gewichtsverlust oder Blut im Stuhl, sollten Sie den Arzt aufsuchen. Medikamente können leider nur die Symptome bekämpfen und sind wegen möglicher Nebenwirkungen nur bedingt hilfreich. Wenn Sie sie dennoch verordnet bekommen, sollten Sie „mitarbeiten" und sich nicht auf die Arzneimittel allein verlassen.

Ernährungsregeln

In der Regel lassen sich die Beschwerden mit mehreren kleinen Mahlzeiten lindern. Außerdem sollten Sie Ihr Essen gründlich kauen.

Lebensmittel, die Beschwerden verursachen (fettreiche Speisen, Milch, Kaffee, blähende Lebensmittel wie rohe Zwiebeln), sollten Sie meiden.

Wenn Sie unter Zöliakie, einer Unverträglichkeit gegen Milch- und Fruchtzucker, Histamin oder den Zuckeraustauschstoff Sorbit leiden, müssen Sie Ihren Speiseplan entsprechend umstellen.

Da Alkohol, Rauchen und zu viel Koffein im Kaffee den Darm zusätzlich belasten, sollten Sie zumindest versuchsweise darauf verzichten.

Regelmäßige, stressarme Mahlzeiten helfen Ihnen ebenfalls. Generell sollten Sie darauf achten, ob Stress Auslöser Ihrer Beschwerden ist. Falls das zutrifft, können Sie es mit Meditation, Yoga, autogenem Training, viel Bewegung und Sport versuchen. Leiden Sie sehr unter den Symptomen oder kommen sogar Depressionen hinzu, kann eine Psychotherapie erforderlich sein.

!

Prüfen Sie, ob Stress bei Ihnen das RDS auslöst.

Gegen Stress können autogenes Training, Yoga, viel Bewegung und Sport helfen.

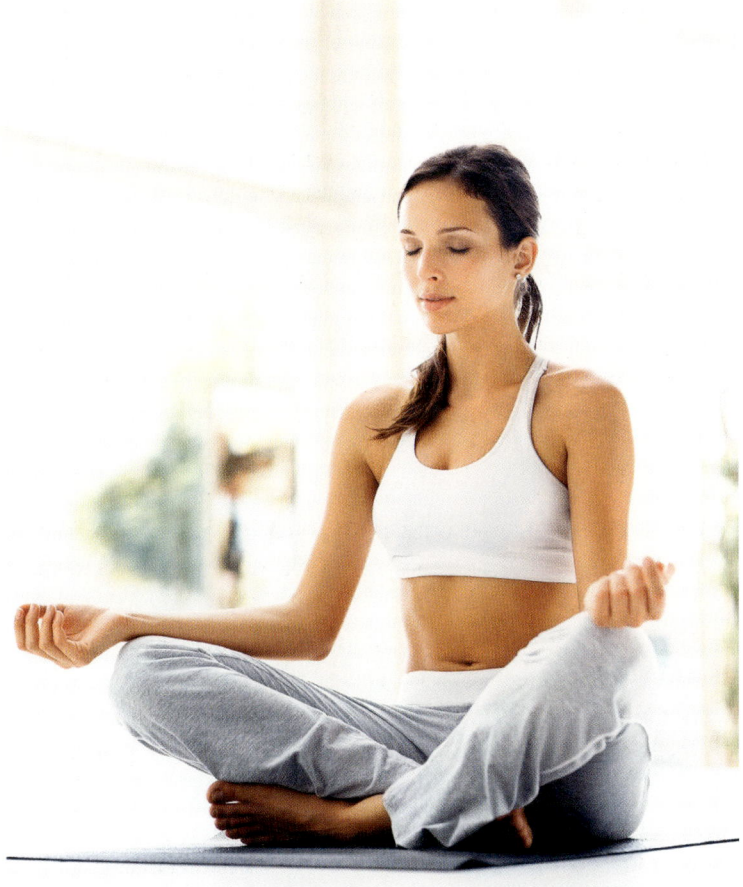

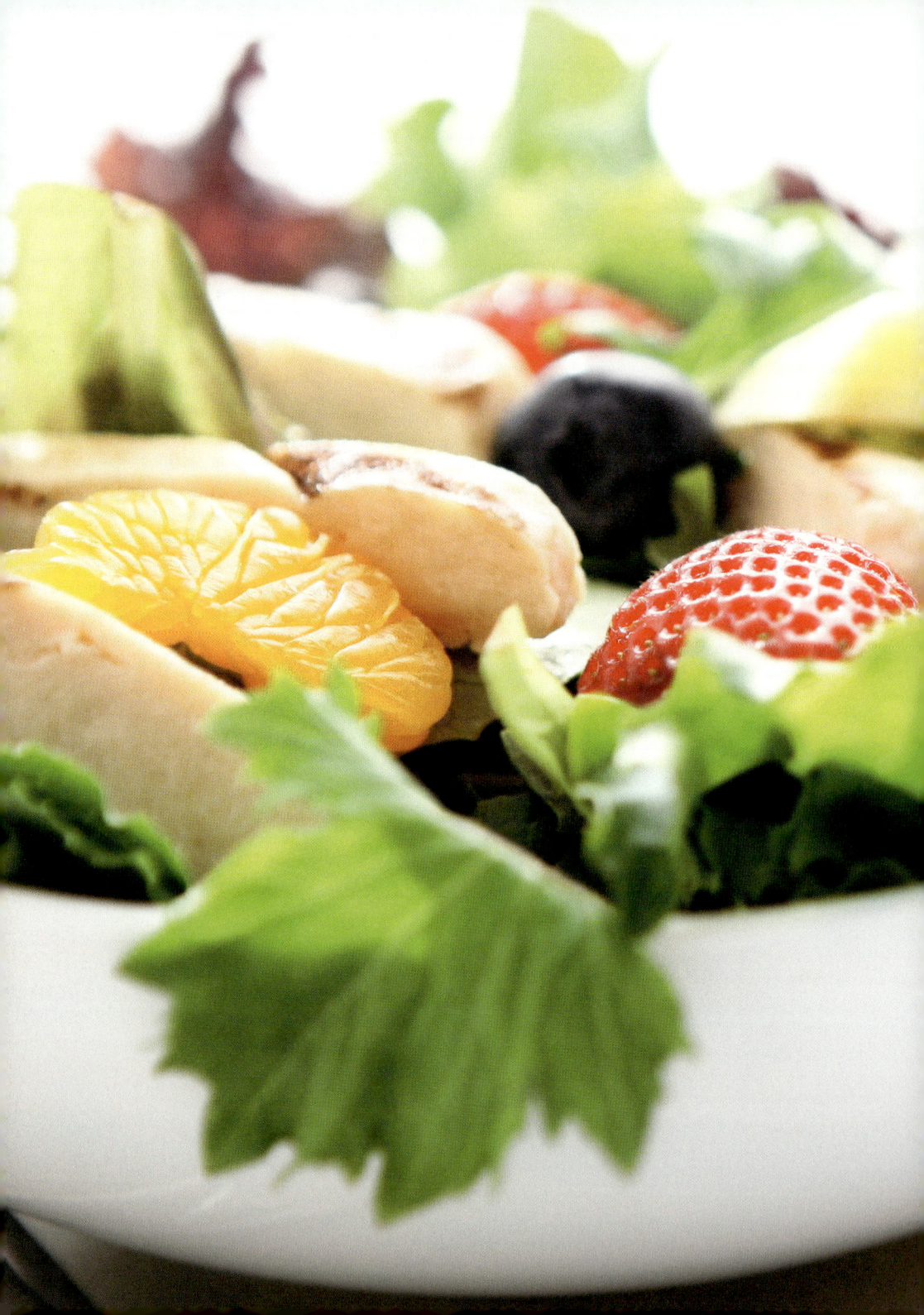

55 LECKERE, REIZARME REZEPTE

Mit einer ausgewogenen Ernährung können Sie viele Magen-Darm-Beschwerden gut in den Griff bekommen. Denn es gibt verschiedene Lebensmittel und Getränke, die der Magen nur in Maßen verträgt – und andere, die ihm gut tun. Die folgenden Rezepte weisen Ihnen den Weg in eine ballaststoffreiche, reizarme Ernährung, die der ganzen Familie schmeckt.

EL	=	Esslöffel	ger.	=	gerieben
F. i.Tr.	=	Fettgehalt in der Trockenmasse	kcal	=	Kilokalorien
			kJ	=	Kilojoule (4,18 Kilojoule = 1 Kilokalorie)
g	=	Gramm			
geh.	=	gehäuft	mg	=	Milligramm
gek.	=	gekocht	ml	=	Milliliter
gem.	=	gemahlen	Pck.	=	Päckchen
getr.	=	getrocknet	TL	=	Teelöffel

FRÜHSTÜCKE

Hafermüsli
Mit frischen Beeren

Zubereitungszeit: 10 Minuten
Einweichzeit: 10 Stunden

Eine Portion enthält:

519 kcal/2169	20 g Fett
Kilojoule	66 g Kohlenhydrate
18 g Eiweiß	9 g Ballaststoffe

Zutaten für 2 Portionen

2 Äpfel

2 Becher Joghurt, 3,5 % Fett (à 150)

8 EL grob geschroteter Hafer

etwas Zimt

etwas Vanillearoma

1 EL Honig

2 EL Kürbiskerne

50 Beerenobst (Himbeeren oder Johannisbeeren)

Zubereitung

1   Haferschrot über Nacht zugedeckt im Kühlschrank in Wasser einweichen und morgens abgießen.

2   Die Äpfel waschen (nicht schälen), das Kerngehäuse entfernen und die Äpfel grob raspeln.

3   Kürbiskerne ohne Fettzugabe in einer beschichteten Pfanne anrösten.

4   Das Obst mit dem Joghurt, Gewürzen und Honig mischen.

5   Das Müsli mit den Kürbiskernen und dem Beerenobst garnieren.

GESUNDHEITSTIPP

Wenn die Verdauung richtig streikt, fügen Sie dem Müsli 3 EL Haferkleie und 1 EL Leinsamen sowie Milchzucker zu und trinken dazu zwei Gläser Mineralwasser mit jeweils einem Schnapsglas Pflaumensaft.

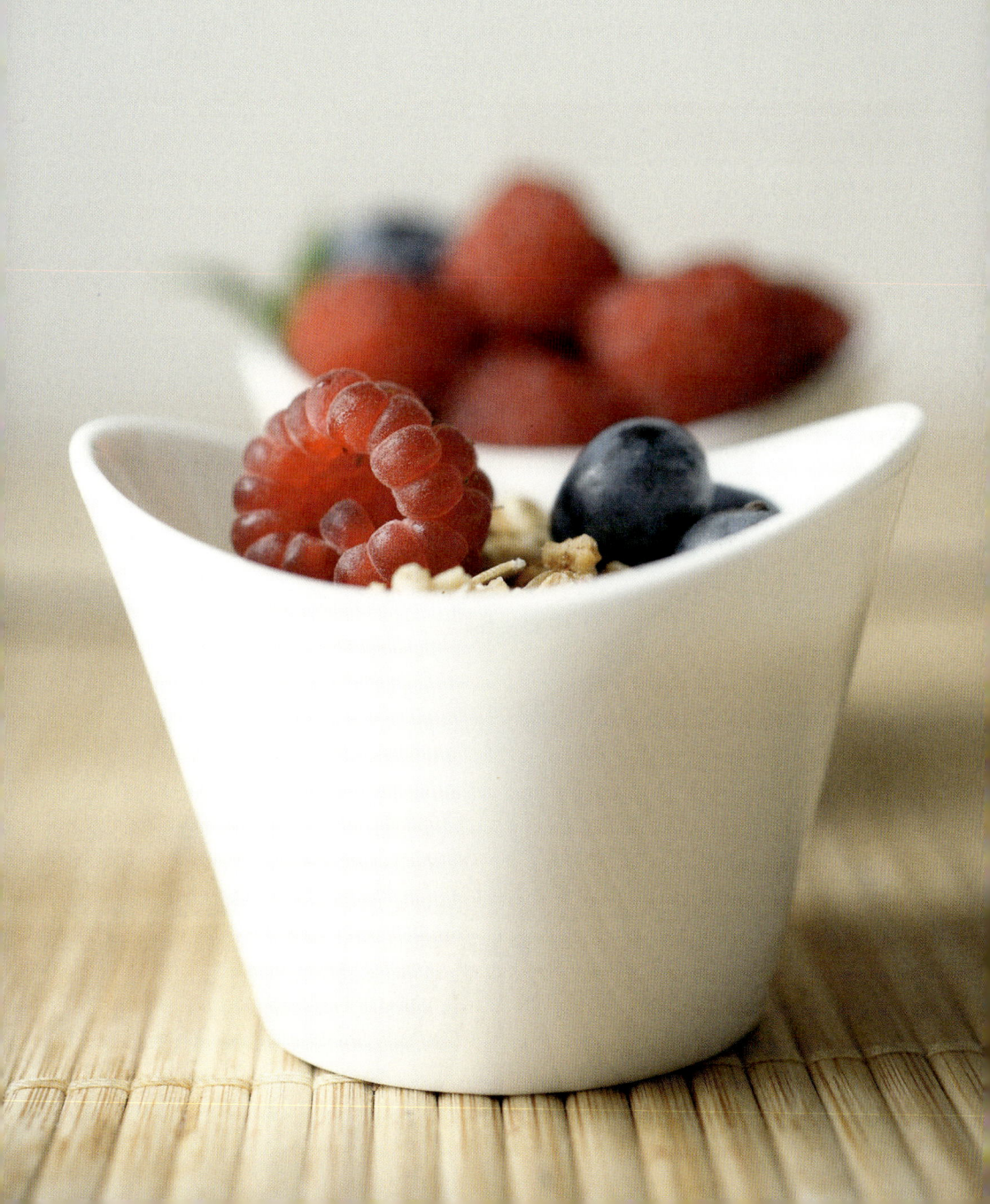

Frischkornmüsli

Ballaststoffbombe mit geschroteten Weizen-
körnern

Zubereitungszeit: 10 Minuten
Einweichzeit: 10 Stunden

Eine Portion enthält:

393 kcal/1643 Kilojoule	9 g Fett
	61 g Kohlenhydrate
16 g Eiweiß	16 g Ballaststoffe

Zutaten für 2 Portionen

100 g geschrotete Weizenkörner

2 TL Honig

2 Äpfel

2 Trockenpflaumen

2 EL Leinsamen

2 EL Haferkleie

etwas Zimt

2 Becher Kefir, fettarm (à 150 g)

Zubereitung

1 Die frisch geschroteten Weizenkörner über Nacht abgedeckt im Kühlschrank in Wasser mit etwas Honig einweichen und morgens abgießen.

2 Äpfel waschen (nicht schälen), Kerngehäuse ausstechen und grob raffeln.

3 Trockenpflaumen klein schneiden.

4 Alle Zutaten miteinander vermischen und abschmecken.

GESUNDHEITSTIPP

Wer nur gelegentlich Müsli isst, reagiert oft mit Blähungen. Gewöhnen Sie Ihren Magen-Darm-Trakt langsam an diese ballaststoffreiche Ernährung.
Bei einer hartnäckigen Verstopfung hilft es Ihnen, wenn Sie 2 EL Milchzucker zufügen und die Leinsamenmenge erhöhen.

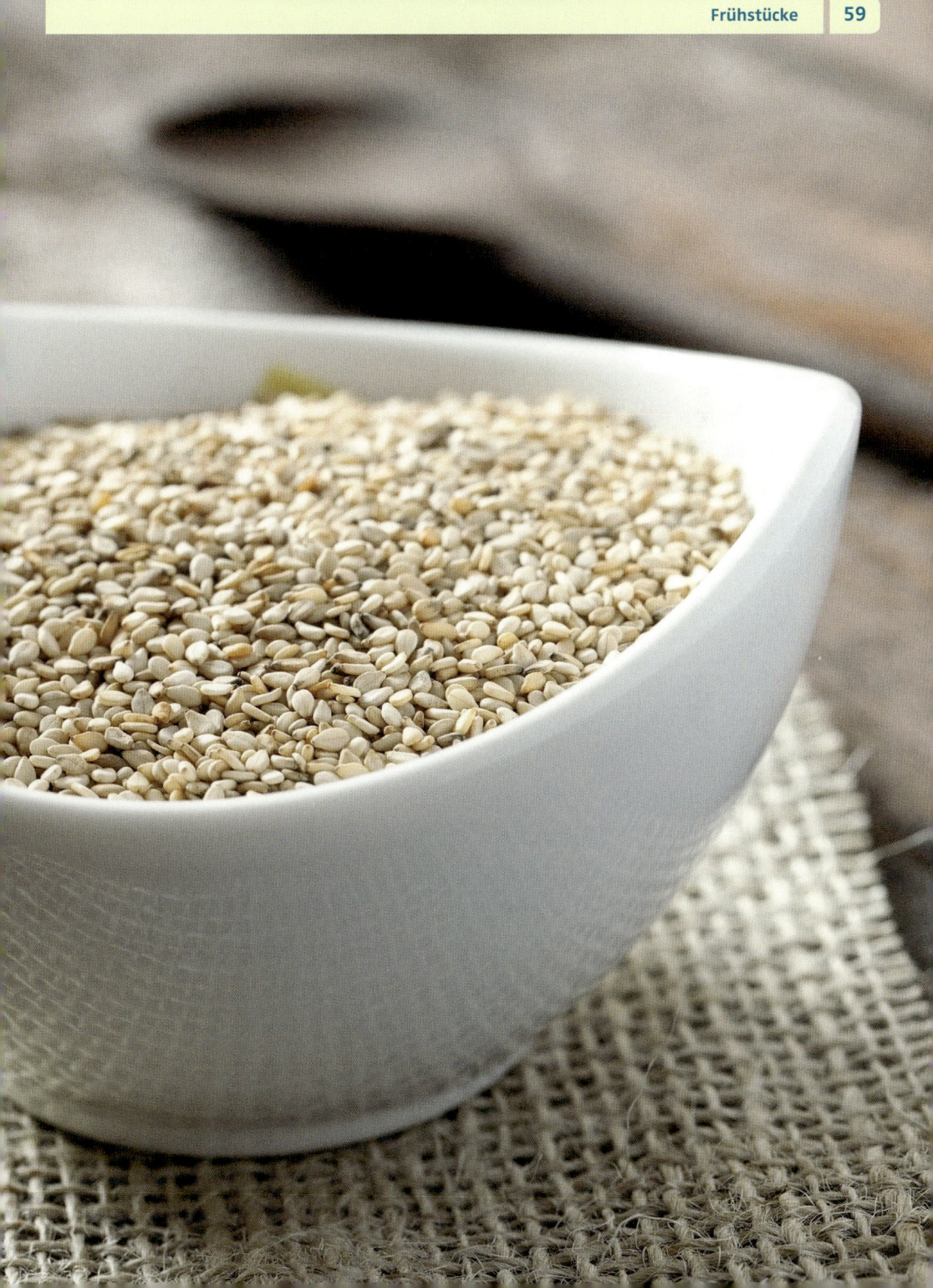

Birnenmüsli

Ballaststoffreich

Zubereitungszeit: 15 Minuten Quellzeit: 15 Minuten	
Eine Portion enthält:	
509 kcal/2127 Kilojoule	12 g Fett
	83 g Kohlenhydrate
15 g Eiweiß	9 g Ballaststoffe

Zutaten für 2 Portionen

2 Birnen

1 TL Walnussöl

Saft von 2 Orangen

Zimt, Vanillearoma

6 EL Vollkorn-Haferflocken

2 EL Rosinen

300 ml fettarme Dickmilch

2 TL Zucker

Zubereitung

1 Birnen waschen, halbieren, entkernen und in kleine Würfel schneiden. Öl erhitzen und die Birnen darin andünsten. Die Hälfte des Orangensaftes dazugeben und mit Zimt und Vanillearoma abschmecken.

2 Haferflocken und die Rosinen im Rest des Orangensaftes 15 Minuten quellen lassen.

3 Dickmilch mit Zucker verrühren und die abgekühlten Birnenstücke und die Haferflocken-Rosinen-Masse untermischen.

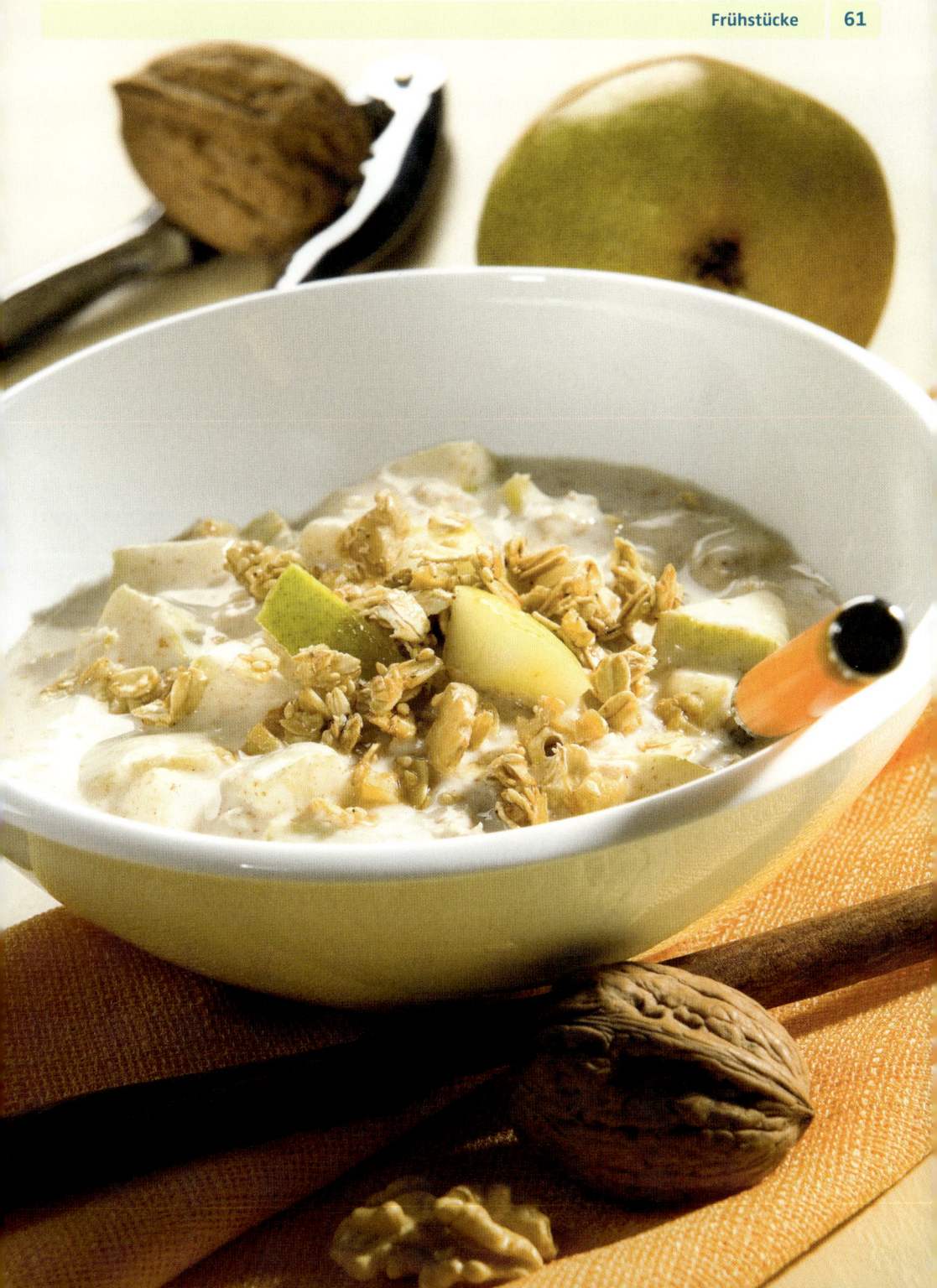

Vitales Sonntagsfrühstück
Mit Müsli, Kefir-Shake und Toast

Zubereitungszeit: 20 Minuten	
Eine Portion enthält:	
676 kcal/2826	13 g Fett
Kilojoule	103 g Kohlenhydrate
25 g Eiweiß	14 g Ballaststoffe

Zutaten für 2 Portionen

Für das Müsli:

8 EL Vollkornhaferflocken

4 EL Leinsamen

etwas Zucker und Zimt

1 Apfel

1 Birne

2 Becher Joghurt, 0,1 % Fett (à 150)

Für den Kefir-Shake:

2 Gläser Milch, 1,5 % Fett (200 ml)

1 Glas Kefir (100 ml)

1 Grapefruit

etwas Zucker

Für den Toast:

2 Scheiben Vollkorntoastbrot

2 TL Margarine

2–4 TL Himbeermarmelade

Zubereitung

1 Haferflocken und Leinsamen ohne Fettzugabe in einer Pfanne anrösten, süßen und mit Zimt vermischen. Den Apfel und die Birne waschen, entkernen und in mundgerechte Stücke schneiden. Alle Zutaten mischen und das Joghurt darüber geben.

2 Milch, Kefir und ausgepressten Saft der Grapefruit mit einem Mixstab pürieren. Nach Geschmack süßen.

3 Vollkorntoast toasten, mit Margarine und Marmelade bestreichen.

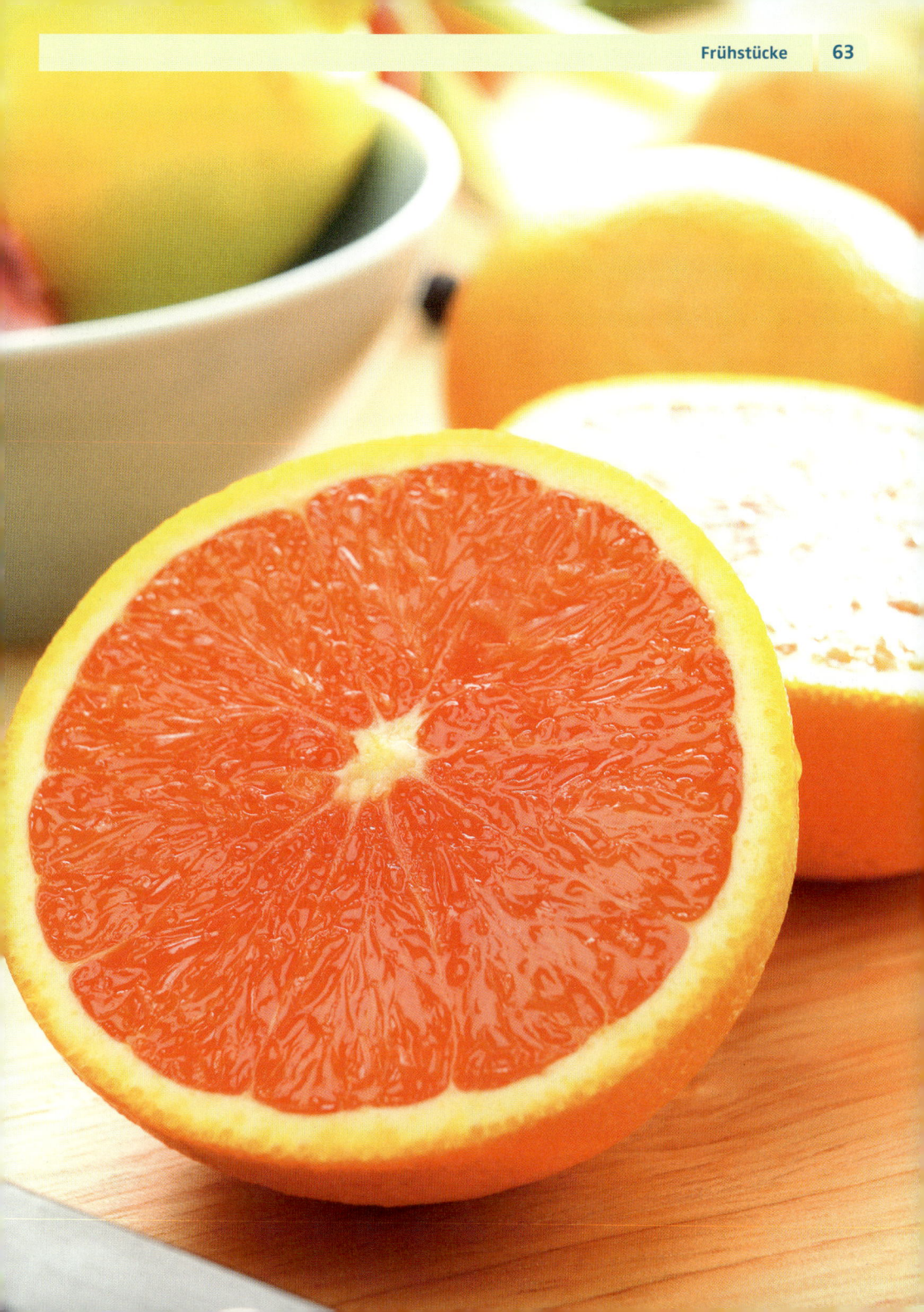

Vollkornbrot
Herzhaft gewürzt

Zubereitungszeit: 20 Minuten
Einweichzeit: 10 Stunden
Gehzeit: 60 Minuten
Backzeit: 1 Stunde 20 Minuten

Eine Scheibe (ca. 50 g) enthält:

112 kcal/468	1 g Fett
Kilojoule	26 g Kohlenhydrate
4 g Eiweiß	4 g Ballaststoffe

Zutaten für 1 Brot

100 g Weizenkörner

1½ bis 2 Hefewürfel

etwas Zucker

1¼ kg Weizenvollkornmehl

850 ml Wasser

je 1 TL gem. Fenchel, Kümmel, Koriander

2 TL Salz

1 Knoblauchzehe

100 Weizenvollkornmehl zum Einstreuen

KÜCHENTIPP

Um den Ballaststoffgehalt zu erhöhen, können Sie dem Teig 3–4 EL Leinsamen und 3 EL Mohnsamen beifügen.
Anstatt der Gewürze und der Knoblauchzehe können Sie getrocknete, kleingeschnittene Früchte zufügen. So erhalten Sie ein süßes Vollkornbrot, das frisch getoastet hervorragend duftet.

Zubereitung

1 Weizenkörner über Nacht in Wasser abgedeckt im Kühlschrank einweichen.

2 Die Hefe zerbröseln, eine Prise Zucker dazugeben und mit etwas lauwarmem Wasser glatt anrühren. Dann erst das restliche lauwarme Wasser, das Mehl, die Gewürze, die sehr fein gehackte Knoblauchzehe und ganz zum Schluss die abgetropften Weizenkörner unterarbeiten.

3 Den Teig auf einer mit Mehl bestäubten Arbeitsfläche gründlich durchkneten. Zu einer Kugel formen und zugedeckt an einem warmen Ort 30 Minuten gehen lassen.

Danach den Teig nochmals kurz und kräftig durchkneten und zu einem Laib formen.

Auf ein mit Backpapier ausgelegtes Backblech legen und nochmals mit einem feuchten Tuch abgedeckt 30 Minuten gehen lassen.

4 Dann auf der zweiten Einschubleiste von unten backen. Zuerst 20 Minuten bei 250 °C und dann weitere 60 Minuten bei 175 °C.

5 Nach dem Backen sofort auf ein Gitter zum Auskühlen legen, damit sich an der Unterseite keine Stauhitze bilden kann.

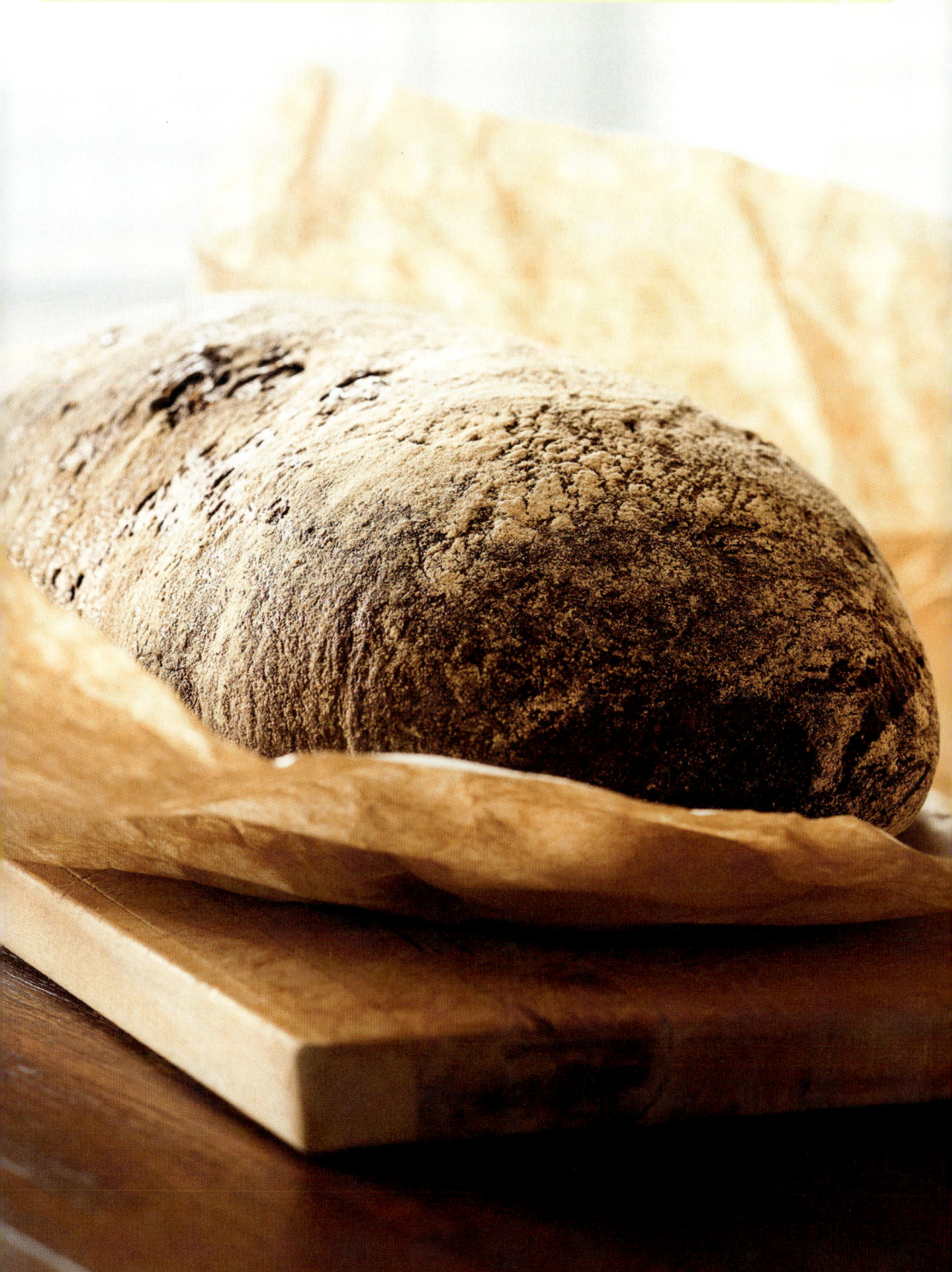

Kräuter-Buttermilch-Brot

Mit vielen frischen Kräutern

Zubereitungszeit: 20 Minuten
Gehzeit: 1 Stunde 30 Minuten
Backzeit: 50 Minuten

Ein Brot enthält:

2805 kcal/11724	19 g Fett
Kilojoule	521 g Kohlenhydrate
125 g Eiweiß	91 g Ballaststoffe

Zutaten für 2 Portionen

600 g Weizenvollkornmehl

200 g Weizenschrot oder Weizenmehl Type 1050

1 Würfel frische Hefe

500 ml Buttermilch

je ½ TL Koriander, Estragon, Dillspitzen

2 TL Salz

Zubereitung

1   Schrot oder Mehl in lauwarmer Buttermilch einweichen und mit der Hefe verrühren.

2   Salz, Kräuter und Mehl dazugeben und alles sehr kräftig kneten.

3   Den Teig an einem warmen Ort 30 Minuten abgedeckt gehen lassen. Teig nochmals kräftig kneten und zu einem länglichen Laib formen.

4   Das Brot nochmals abgedeckt an einem warmen Ort 1 Stunde gehen lassen und dann im vorgeheizten Backofen bei 220 °C ca. 50 Minuten backen.

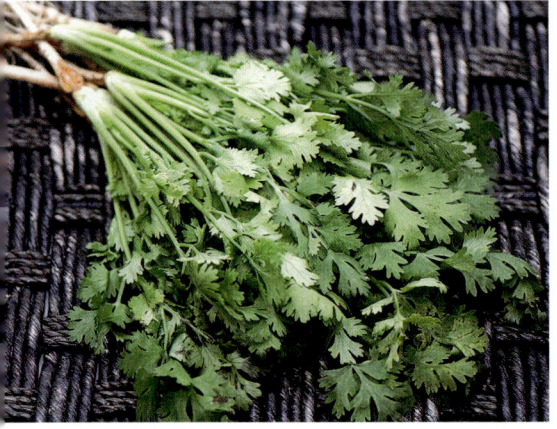

GESUNDHEITSTIPP

Richtig in Schwung kommt Ihr Darm, wenn Sie dem Teig einige Esslöffel Milchzucker beifügen. Lassen Sie sich das Mehl frisch im Reformhaus mahlen. Die Verträglichkeit verbessert sich, wenn das Mehl besonders fein gemahlen wird.

Hirsemüsli
Mit Obstsauce

Zubereitungszeit: 20 Minuten	
Quellzeit: 25 Minuten	
Eine Portion enthält:	
427 kcal/1785	19 g Fett
Kilojoule	63 g Kohlenhydrate
9 g Eiweiß	6 g Ballaststoffe

Zutaten für 2 Portionen

2 EL Hirse

1 EL Rosinen

2 EL Orangensaft

125 ml Milch, 1,5 % Fett

½ TL Honig

1 TL gehackte Mandeln

2 EL Sahne

1 Apfel

1 Banane

Zubereitung

1 Die Hirse und Rosinen heiß abwaschen. Rosinen mit dem Orangensaft vermischen.

2 Die Milch mit Hirse und Honig zum Kochen bringen und dann zugedeckt 25 Minuten quellen lassen. Anschließend abkühlen.

3 Mandeln unterrühren. Die Sahne halbsteif schlagen und unterheben.

4 Den Apfel schälen, entkernen und würfeln. Die Banane schälen und in Scheiben schneiden. Die Früchte mit der Saftmischung vermengen.

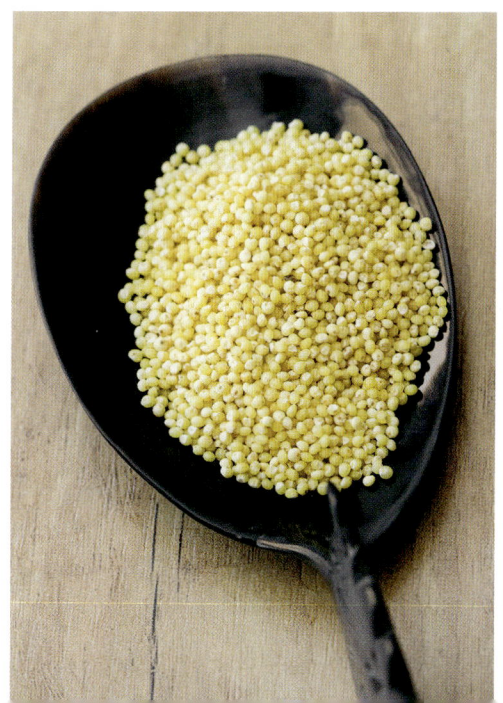

Bananenschaum-Müsli
Mit gerösteten Kokosflocken

Zubereitungszeit: 20 Minuten	
Eine Portion enthält:	
308 kcal/1287 Kilojoule	11 g Fett
	52 g Kohlenhydrate
10 g Eiweiß	8 g Ballaststoffe

Zutaten für 2 Portionen

2 EL kernige Haferflocken

1 EL Kokosflocken

1 Stückchen Ingwerwurzel

1 Orange

1 Banane

250 ml Dickmilch

etwas Zucker, Vanillearoma und Zimt

Zubereitung

1 Die Haferflocken zusammen mit den Kokosflocken kurz ohne Fettzugabe in einer Pfanne anrösten.

2 Die Ingwerwurzel schälen und fein reiben. Die Orange schälen, in Stücke schneiden, mit dem Ingwer und den angerösteten Haferflocken mischen.

3 Die Banane schälen und mit der Dickmilch pürieren. Nach Geschmack süßen und Vanillearoma sowie Zimt dazugeben. Kurz mit dem Pürierstab aufschlagen.

4 Die Müslimischung auf zwei Tellern verteilen und mit der Bananenmilch begießen.

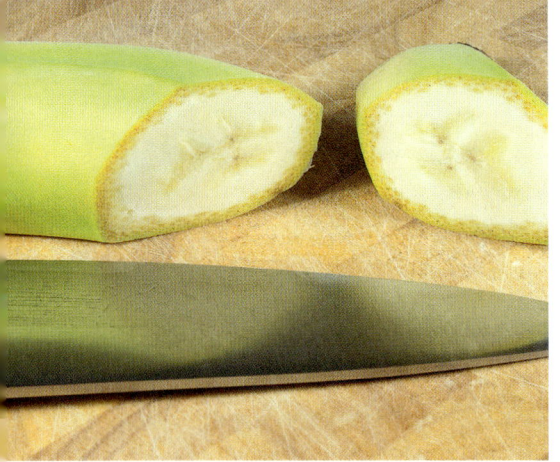

SERVIERTIPP

Anstatt Bananen können Sie je nach Jahreszeit auch Erdbeeren, Himbeeren oder Orangenfilets verwenden.

Früchtebrötchen
Mit Trockenobst

Zubereitungszeit: 20 Minuten
Gehzeit: 40 Minuten
Backzeit: 25 Minuten

Ein Brötchen enthält:

222 kcal/928	8 g Fett
Kilojoule	36 g Kohlenhydrate
7 g Eiweiß	4 g Ballaststoffe

Zutaten für 15 Stück

½ Hefewürfel

250 ml Milch, 1,5 % Fett

50 g Margarine

500 g Dinkelvollkornmehl

3 EL Zucker

1 Pr. Salz

75 getr. Aprikosen

75 getr. Pflaumen

100 g Sonnenblumenkerne

etwas Zimt

etwas Vanillearoma

Zubereitung

1 Die Hefe in der lauwarmen Milch auflösen und dann mit der Margarine, dem gesiebten Mehl, Salz und Zucker zu einem geschmeidigen Teig verkneten. Früchte kleinschneiden; mit den Gewürzen und den Sonnenblumenkernen in den Teig einarbeiten.

2 Den Teig abgedeckt an einem warmen Ort mindestens 20 Minuten gehen lassen, nochmals gut durchkneten, zu einen gleichmäßigen Strang formen und in 15 Scheiben schneiden.

3 Diese zu Brötchen formen und nochmals abgedeckt mindestens 20 Minuten gehen lassen, bis sich das Volumen verdoppelt hat.

4 Im vorgeheizten Backofen bei 200 °C 25 Minuten goldbraun backen.

GESUNDHEITSTIPPS

Anstatt getrockneter Pflaumen und Aprikosen können Sie Bananenchips, Rosinen und getrocknete Apfelscheiben verwenden, die die Verdauung ebenfalls anregen. Auch verdauungsfördernd: ersetzen Sie 50 ml Milch mit Pflaumensaft.

Sesambrötchen
Mit Vollkornmehl

Zubereitungszeit: 20 Minuten
Gehzeit: 1 Stunde
Backzeit: ca. 25 Minuten

Ein Brötchen enthält:

120 kcal/502	4 g Fett
Kilojoule	16 g Kohlenhydrate
5 g Eiweiß	4 g Ballaststoffe

Zutaten für 10 Stück

250 g Weizen-Vollkornmehl

½ TL Salz

50 ml Milch, 1,5 % Fett

1 EL Sojaöl

½ Päckchen Trockenhefe

1 Prise Zucker

1 EL Leinsamen

1 EL Sesam

Zubereitung

1   Das Mehl mit dem Salz, der lauwarmen Milch und 1 EL Sojaöl in eine Schüssel geben. Die Trockenhefe und den Zucker dazugeben und alles mit den Knethacken eines Rührgerätes zu einem sehr glatten Teig verarbeiten.

2   Den Teig abgedeckt an einem warmen Ort 30 Minuten gehen lassen. Wenn der Teig doppelt so groß geworden ist, die Leinsamen mit der Hand drunter kneten. Backofen auf 200 °C vorheizen. Den Teig nochmals 30 Minuten gehen lassen.

3   Aus dem Teig 10 gleich große Brötchen formen und auf ein mit Backpapier ausgelegtes Backblech setzen. Die Sesamsamen auf den Brötchen festdrücken.

4   Die Brötchen auf der mittleren Schiene des Backofens 20 bis 30 Minuten backen.

BACKTIPP

Stellen Sie ein feuerfestes, mit heißem Wasser gefülltes Gefäß auf den Boden des Backofens, dann gehen die Brötchen noch besser auf.
Die noch nicht gebackenen Brötchen lassen sich gut einfrieren.

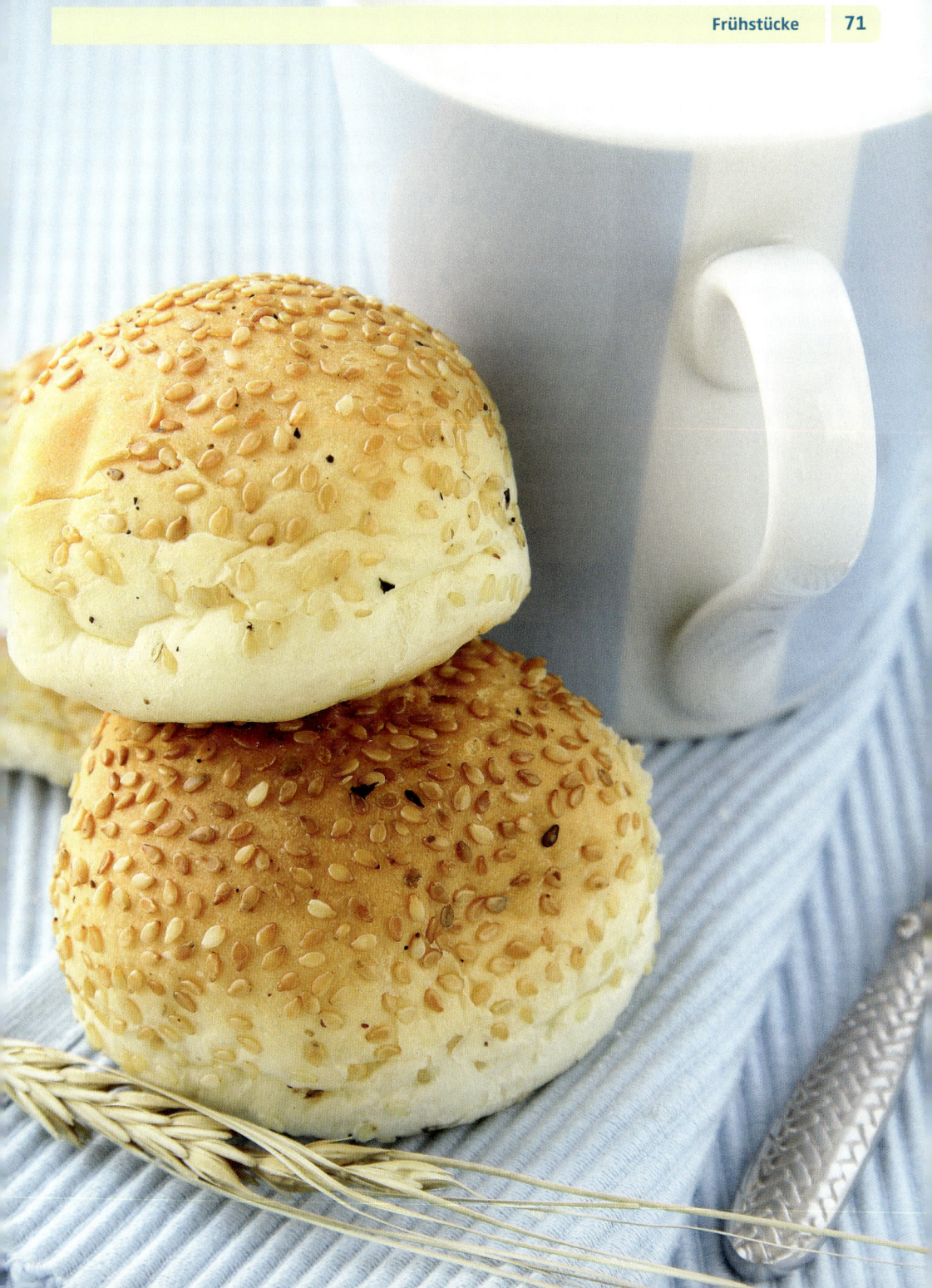

MITTAGESSEN

Kartoffel-Kerbelsuppe

Für Freunde deftiger Suppen

Zubereitungszeit: 25 Minuten	
Eine Portion enthält:	
186 kcal/777	8 g Fett
Kilojoule	18 g Kohlenhydrate
8 g Eiweiß	4 g Ballaststoffe

Zutaten für 2 Portionen

1 kleine rote Zwiebel

2 Kartoffeln

2 TL Sojaöl

½ l Gemüsebrühe

½ Bund Kerbel

2 TL Kürbiskerne

Salz, Pfeffer, Muskat

4 EL Kefir, 1,5 % Fett

Zubereitung

1 Die Zwiebel schälen und fein hacken. Die Kartoffeln waschen, schälen und in kleine Würfel schneiden. Öl erhitzen und die Zwiebel- und Kartoffelwürfel darin andünsten. Mit der Gemüsebrühe ablöschen und die Kartoffeln in 10 Minuten weich kochen.

2 Den Kerbel waschen, entstielen und fein hacken. Die Kürbiskerne in einer beschichteten Pfanne (ohne Fettzugabe) anrösten.

3 Die Kartoffeln, Zwiebeln und die Gemüsebrühe pürieren, mit den Gewürzen abschmecken, den fein gehackten Kerbel und den Kefir unterrühren.

4 Die Kürbiskerne kurz vor dem Servieren über die Suppe streuen.

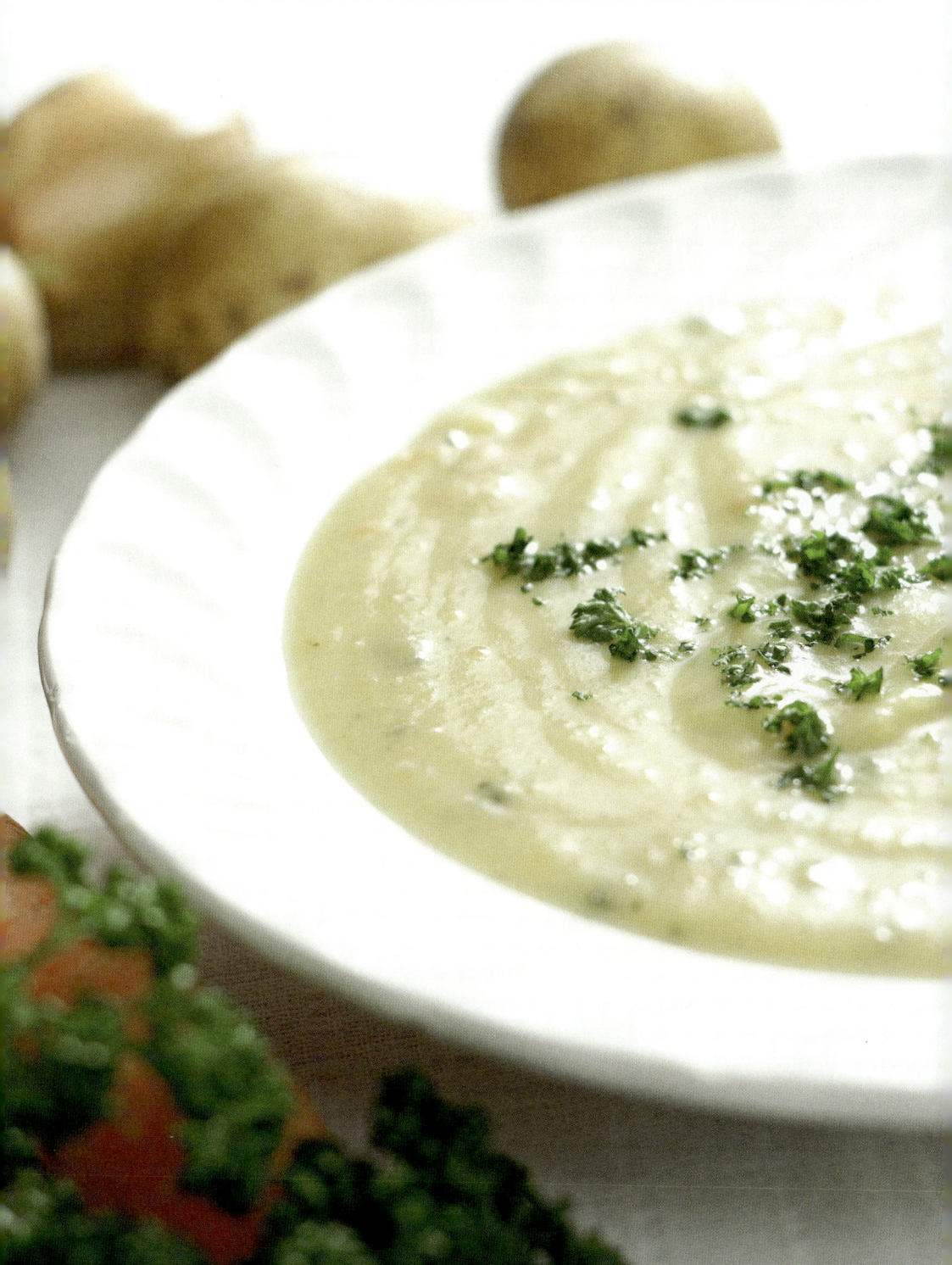

Weizengemüse auf Kerbelsauce

Mit Spinat

Zubereitungszeit: 40 Minuten
Einweichzeit: 10 Stunden
Garzeit: 1 Stunde und 25 Minuten

Eine Portion enthält:

380 kcal/1588	24 g Fett
Kilojoule	53 g Kohlenhydrate
10 g Eiweiß	13 g Ballaststoffe

Zutaten für 2 Portionen

100 g Weizenkörner

1 Schalotte

2 Karotten

1 Lauchstange

1 EL Rapsöl

Salz, Pfeffer

etwas Muskat

100 ml Gemüsebrühe

150 ml Sahne

1 Bund Kerbel

200 g Spinat

etwas Zitronensaft

Zubereitung

1   Den Weizen über Nacht in Wasser abgedeckt im Kühlschrank ausquellen lassen, dann in einem Sieb abspülen. 400 ml Wasser mit etwas Salz zum Kochen bringen und den Weizen darin bei mittlerer Hitze 1 Stunde garen.

2   Eine halbe Schalotte, Karotte und Lauch putzen, waschen und in feine Würfel schneiden.

3   Bis auf den Lauch das Gemüse in ½ EL Öl andünsten, mit Salz, Pfeffer und Muskat würzen. Alles zugedeckt bei milder Hitze 10 Minuten dünsten. Dann das Lauch und den abgetropften Weizen zugeben und weitere 5 Minuten garen.

4   Die zweite Hälfte der Schalotte im restlichen Öl glasig dünsten. Brühe und Sahne zugießen und im offenen Topf 10 Minuten leicht cremig einkochen.

5   Kerbel und Spinat grob hacken, zu der Schalotten-Sahne geben und das Ganze pürieren. Mit den Gewürzen abschmecken, etwas Zitronensaft dazugeben und zusammen mit dem Weizen-Gemüse servieren.

Bunter Gemüseauflauf

Mt vielen frischen Kräutern

Zubereitungszeit: 15 Minuten
Backzeit: 25 Minuten

Eine Portion enthält:

362 kcal/1513	19 g Fett
Kilojoule	28 g Kohlenhydrate
25 g Eiweiß	5 g Ballaststoffe

Zutaten für 2 Portionen

- 1–2 Zucchini
- ½ Schüssel Champignons (125 g)
- 1 Aubergine
- ½ Zwiebel
- 2 EL Rapsöl
- ½ Becher Magerquark (125 g)
- 1 Ei
- 200 ml Gemüsebrühe
- 50 g Haferflocken
- Salz, Pfeffer
- etwas Paprikapulver
- 50 g Emmentaler
- ½ Bund Petersilie
- ½ Bund Schnittlauch

Zubereitung

1 Zucchini, Aubergine und Champignons putzen und in Scheiben schneiden.

2 Die Zwiebel würfeln, mit 1 EL Öl glasig dünsten. Das Gemüse zufügen und kurz mitdünsten, vom Herd nehmen.

3 Den Quark mit dem Ei verrühren, pikant abschmecken und mit der Gemüsemasse vermischen.

4 Haferflocken 10 Minuten in 200 ml Gemüsebrühe aufquellen lassen, die fein geschnittenen Kräuter und die Gewürze darunter mengen.

5 Die Masse in eine mit 1 EL Öl ausgefettete Auflaufform füllen und mit dem geriebenen Käse bestreuen.

6 Im vorgeheizten Backofen bei 200 °C 25–30 Minuten backen.

SERVIERTIPP

Dazu passen Knoblauchkartoffeln. Kleine Kartoffeln waschen, als Pellkartoffeln garen und halbiert in eine mit Olivenöl gefettete und mit Knoblauchzehen sowie Kümmel bestreute Auflaufform geben. Im vorgeheizten Backofen bei 200 °C ca. 10 Minuten backen und 5 Minuten vor dem Ende der Backzeit mit 1 EL Parmesan überstreuen.

Grünkern mit Karotten und Erbsen

Mit vielen frischen Kräutern

Zubereitungszeit: 15 Minuten
Garzeit: 25 Minuten

Eine Portion enthält:

560 kcal/2341	31 g Fett
Kilojoule	52 g Kohlenhydrate
18 g Eiweiß	14 g Ballaststoffe

Zutaten für 2 Portionen

200 ml Gemüsebrühe

200 ml Milch, 1,5 % Fett

80 g Grünkernschrot

2 Pr. Muskatnuss

etwas Salz und Cayennepfeffer

3 Karotten

2 Handvoll frische Kräuter (Petersilie, Schnittlauch, Dill)

2 EL Rapsöl

200 g Erbsen

4 EL Crème fraîche

Zubereitung

1 Die Gemüsebrühe mit der Milch zum Kochen bringen, Grünkernschrot einrieseln lassen. Mit 1 Prise Muskat und etwas Salz würzen. Gut durchrühren, dann bei schwacher Hitze 15–20 Minuten ausquellen lassen.

2 In der Zwischenzeit die Karotten putzen und in feine Scheiben schneiden. Die Kräuter hacken.

3 Öl in der Pfanne erhitzen und die Erbsen mit den Karottenscheiben etwa 5 Minuten unter ständigem Rühren sanft braten.

4 Die gehackten Kräuter und das Gemüse mit dem fertigen Grünkern mischen und mit Cayennepfeffer abschmecken. Die Crème fraîche unterziehen.

SERVIERTIPP

Eine vollwertige Mahlzeit erhalten Sie, wenn Sie dazu einen frischen Blattsalat mit herzhaftem Nussdressing servieren.

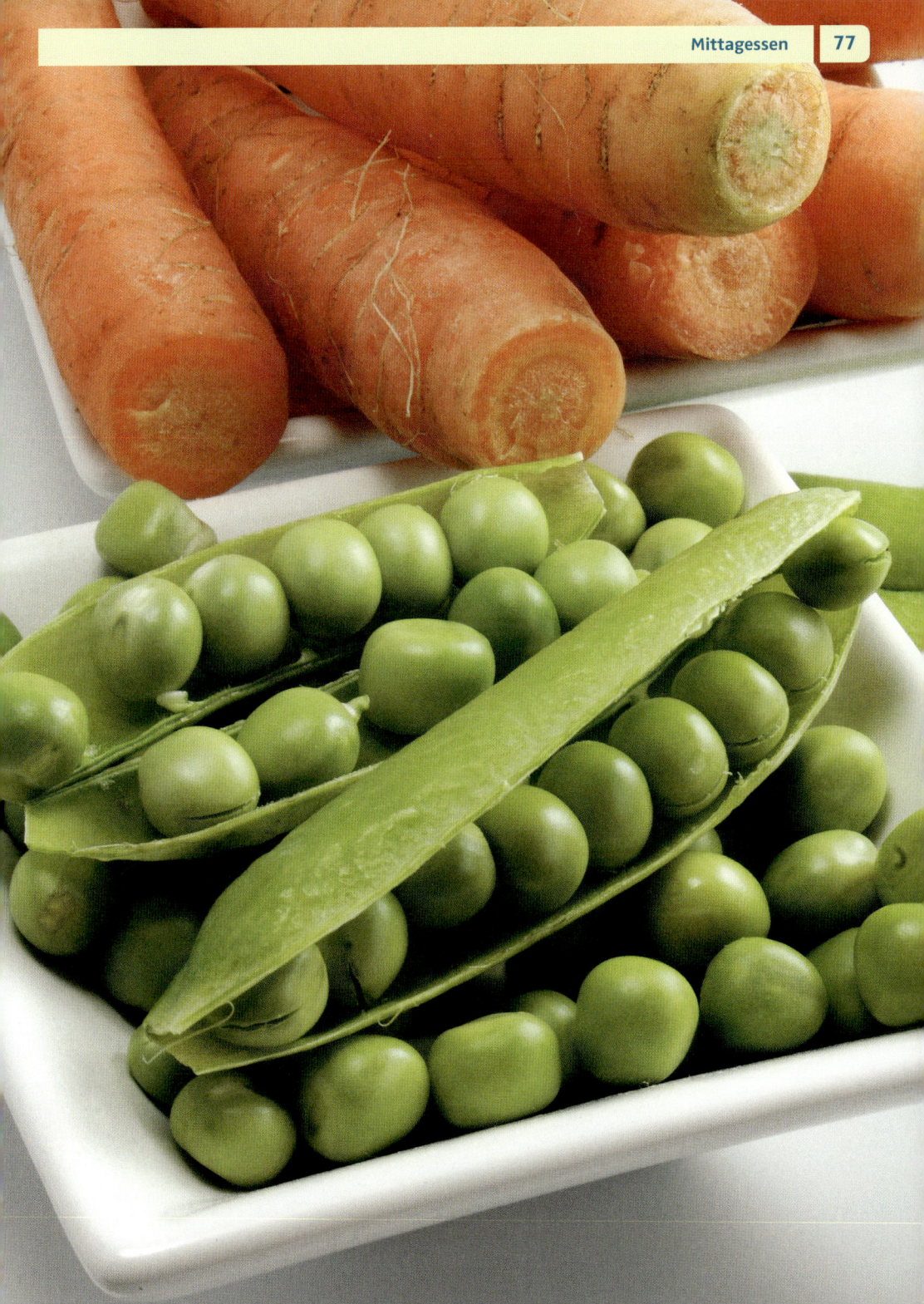

Mediterraner Artischockensalat

Mit gratiniertem Ziegenkäse

Zubereitungszeit: 40 Minuten
Garzeit: ca. 20 Minuten
Marinierzeit: 2 Stunden

Eine Portion enthält:

427 kcal/1785	34 g Fett
Kilojoule	14 g Kohlenhydrate
15 g Eiweiß	16 g Ballaststoffe

Zutaten für 2 Portionen

2 große Artischocken

etwas Zitronensaft

Salz, Pfeffer

1 rote Paprika

1 Schalotte

½ Knoblauchzehe

2 EL Himbeeressig

2 EL Olivenöl

2 kleine Ziegenkäse (à 40)

2 EL Sesamsamen

6 Tropfen Basilicoöl

1 Handvoll Petersilie

Zubereitung

1 Artischocken waschen, Stiele abbrechen. Die Artischocken um zwei Drittel stutzen und die äußeren Blätter um den Blütenboden entfernen. Die Blattansätze und harten Stellen am Rand und an der Bodenunterseite abschälen. Das „Heu" entfernen und jeden vorbereiteten Boden sofort in Zitronenwasser legen.

2 1 Liter Wasser mit Salz und etwas Zitronensaft aufkochen, die Artischockenböden hineingeben und 8–10 Minuten in leicht köchelndem Wasser garen. Die Artischockenböden herausnehmen und mit Eiswasser abschrecken.

3 Die Paprika entkernen, waschen und in Streifen schneiden. Schalotte und Knoblauchzehe fein würfeln. Artischockenböden halbieren, quer in Streifen schneiden und mit den Paprikastreifen vermischen. Die Mischung in einer flachen Schüssel anrichten.

4 Himbeeressig, Olivenöl, Schalotten- und Knoblauchwürfel, Salz und Pfeffer verrühren und über den Salat geben. Abgedeckt im Kühlschrank 1–2 Stunden marinieren.

5 Sesamsamen ohne Fettzugabe in einer beschichteten Pfanne anrösten.

6 Ziegenkäse in Streifen schneiden, in Sesamsamen wälzen und in eine feuerfeste Form geben. Unter dem Grill (mittlere Schiene) 7–8 Minuten grillen, bis der Käse leicht bräunt und zerläuft.

7 Den Käse mit dem Salat anrichten, den Salat mit Basilicoöl beträufeln. Petersilie waschen, trocken tupfen und fein schneiden. Den Salat mit den Kräutern bestreut sofort servieren.

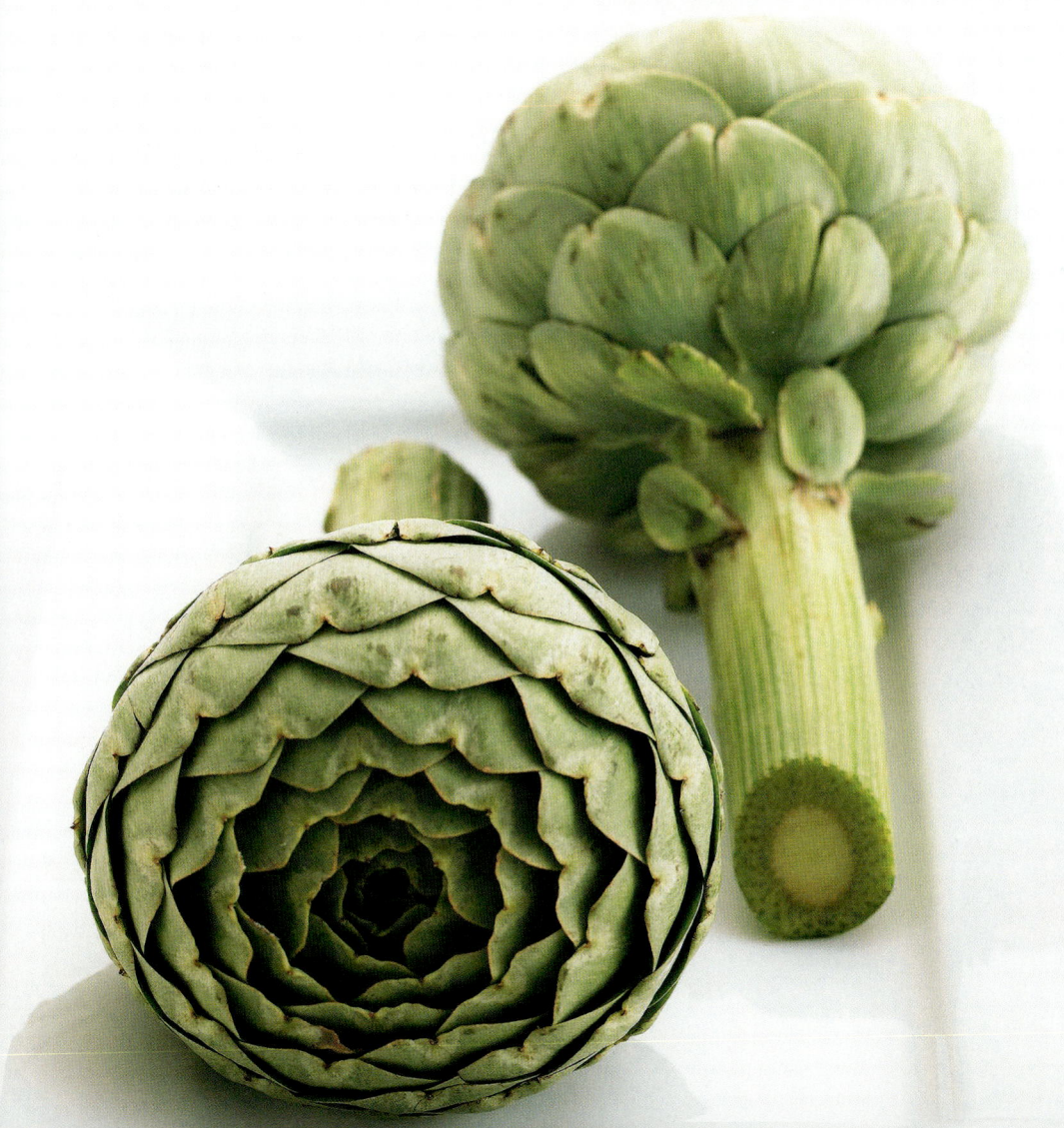

Pikanter Kartoffeltopf
Mit Schinken

Zubereitungszeit: 20 Minuten
Garzeit: 30 Minuten

Eine Portion enthält:

440 kcal/1839	17 g Fett
Kilojoule	52 g Kohlenhydrate
18 g Eiweiß	9 g Ballaststoffe

Zutaten für 2 Portionen

8 Kartoffeln (ca. 400 g)

etwas Salz

3 Knoblauchzehen

6 Scheiben roher Schinken (60 g)

1 Gemüsezwiebel

2 EL Olivenöl

4 EL frische Kräuter (Petersilie, Schnittlauch, Dill, Oregano)

6 EL Tomatenmark

6 EL Joghurt, 0,1 % Fett

Salz, Pfeffer, Muskatnuss

Zubereitung

1 Kartoffeln gründlich waschen und als Pellkartoffeln mit etwas Salz und 1 geschälten Knoblauchzehe garen. Die Pellkartoffeln abgießen und mit Schale in mundgerechte Stück schneiden.

2 Den Schinken in feine Streifen schneiden, die Zwiebel schälen und grob würfeln, 2 Knoblauchzehen schälen und grob hacken. Die Schinkenstreifen, Zwiebel- und Knoblauchwürfel in der Pfanne in 1 EL Olivenöl kräftig anbraten.

3 Kräuter waschen, trocken tupfen, hacken und in die Pfanne geben. Die Pellkartoffelstücke dazugeben, kurz anbraten, Tomatenmark und Joghurt dazugeben. Mit Salz, Pfeffer und etwas Muskatnuss würzen.

4 Nach dem Würzen die Masse in eine mit 1 EL Olivenöl gefettete Auflaufform füllen und im vorgeheizten Backofen mit frisch geriebenem Parmesankäse kurz gratinieren, bis sie eine knusprige Haube hat.

SERVIERTIPP

Dazu passt ein Eisbergsalat mit Joghurt-dressing und Mandarinen.

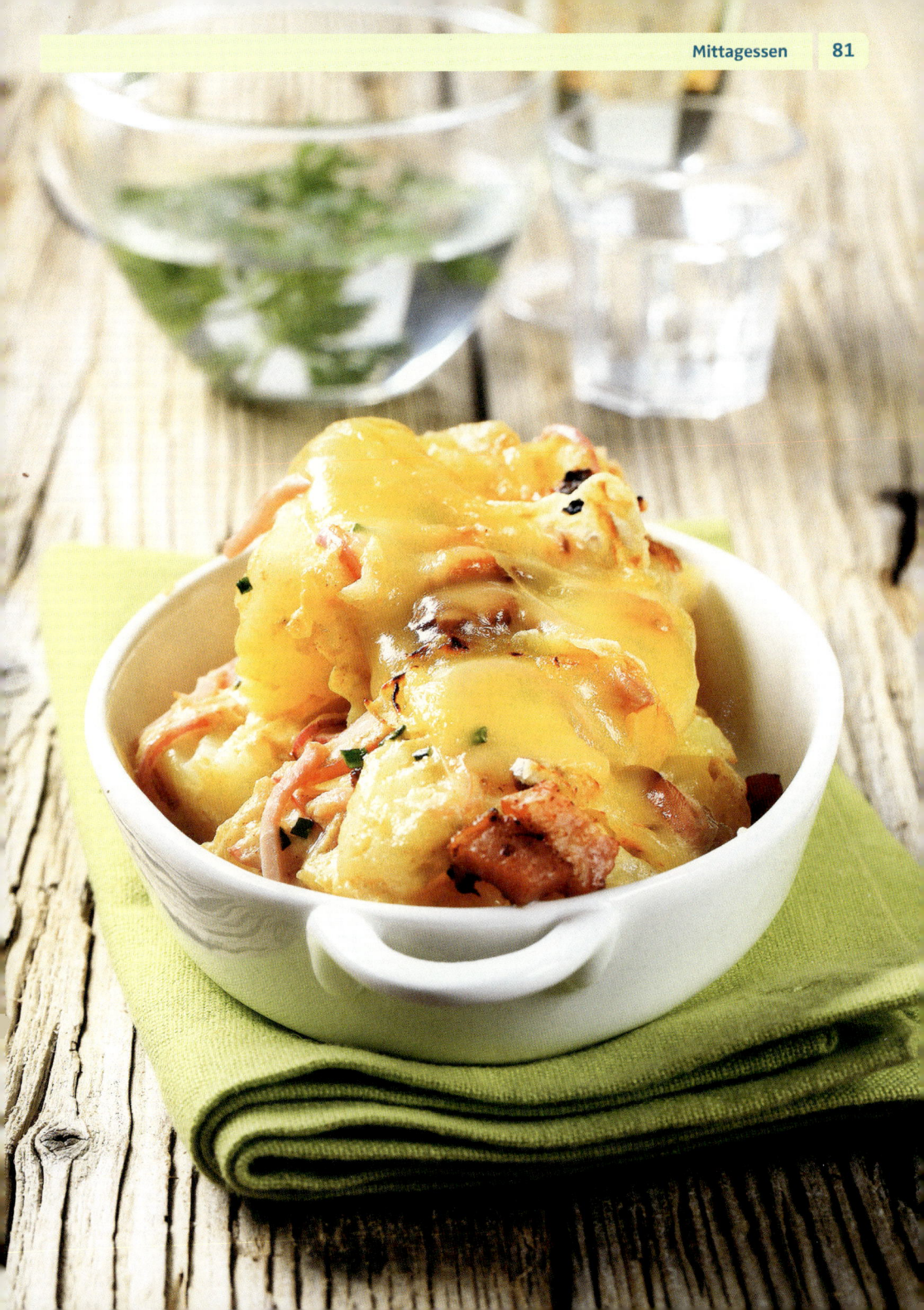

Mediterrane Gemüsepfanne

Mit Feta, Sesam-Reis und
Tomaten-Mozzarella-Salat

**Zubereitungszeit: 45 Minuten
Garzeit: 50 Minuten
Marinierzeit: 30 Minuten**

Eine Portion enthält:

699 kcal/2922	36 g Fett
Kilojoule	62 g Kohlenhydrate
31 g Eiweiß	11 g Ballaststoffe

Zutaten für 2 Portionen

Für das Gemüse:

1 Zucchini

2 Tomaten

1 gelbe Paprika

3 schwarze Oliven

1 kleine rote Zwiebel

1 TL Olivenöl

etwas Thymian und Oregano

1 Bund Petersilie

Salz, Pfeffer

1 Scheibe Feta (ca. 50 g)

Für den Reis:

1 Tasse Naturreis

2 Tassen Gemüsebrühe

2 TL Sesamsamen

2 TL geriebener Parmesan

Für den Salat:

2 Tomaten

2 EL Balsamessig

½ rote Zwiebel

1 TL Olivenöl

Salz, Pfeffer

3 dünne Scheiben Mozzarella

1 EL Balsamico

1 Handvoll Schnittlauchröllchen

Zubereitung

1 Zucchini, Tomaten und Paprika waschen, putzen und in mundgerechte Stücke teilen. Oliven und Zwiebel grob hacken.

2 Gemüse in heißem Olivenöl anbraten; die frisch gehackten Kräuter und Gewürze in die Pfanne geben und kurz dünsten.

3 Feta in Würfel schneiden und in die Pfanne geben, unterheben und leicht schmelzen lassen.

4 Den Naturreis in Gemüsebrühe ca. 40 Minuten garen. Sesamsamen in einer Pfanne ohne Fettzugabe anrösten. Den abgetropften Reis mit Sesamsamen und Parmesan mischen.

5 Tomaten waschen, in Scheiben schneiden und mit dem Balsamico marinieren.

6 Zwiebel schälen, in dünne Ringe schneiden, mit dem Olivenöl übergießen und kräftig mit den Gewürzen würzen.

7 Mozzarella mit den Schnittlauchröllchen überstreuen und mit dem Balsamico übergießen. Alles 30 Minuten abgedeckt im Kühlschrank marinieren. Kurz vor dem Servieren die Zutaten miteinander vermischen.

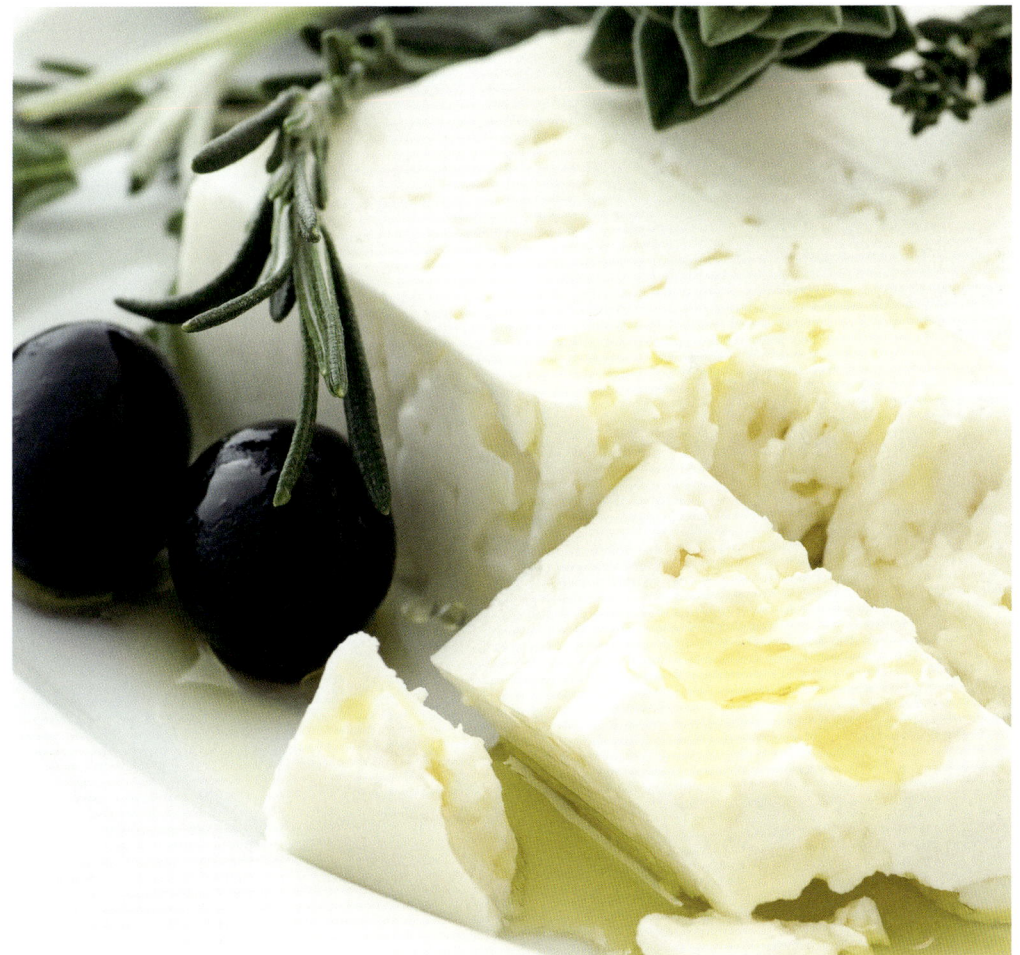

Indischer Reisauflauf „Delhi"

Exotisch

Zubereitungszeit: 25 Minuten
Garzeit: 50 Minuten

Eine Portion enthält:

436 kcal/1823 Kilojoule	17 g Fett
	46 g Kohlenhydrate
24 g Eiweiß	3 g Ballaststoffe

Zutaten für 2 Portionen

1 Tasse Vollkornreis

200 ml Gemüsebrühe

Paprikapulver, Curry

etwas Salz

100 g Putengeschnetzeltes

2 EL Rapsöl

2 EL Mandelblättchen

1 Banane

2 Ananasringe

2 Pfirsichhälften

1 EL Mehl

½ Becher saure Sahne (75 g)

etwas Zitronensaft

1 Ei

Zubereitung

1 Reis in Gemüsebrühe ca. 30 Minuten garen. Anschließend mit Paprikapulver, Curry und Salz würzen und in eine Auflaufform füllen.

2 Putengeschnetzeltes in 1 EL Öl anbraten, Mandeln hinzufügen, mit Salz und Paprikapulver würzen. Anschließend auf den Reis geben.

3 Banane in Scheiben schneiden, Ananasringe und Pfirsichhälften in Stücke schneiden und auf das Fleisch geben.

4 Aus 1 EL Öl, Mehl und etwas Wasser eine Mehlschwitze zubereiten, etwas Curry hinzufügen. Die saure Sahne nach dem Kochen unterrühren und mit Salz und Zitronensaft abschmecken.

5 Die Sauce mit einem Eigelb legieren und über den Auflauf gießen. 20 Minuten bei 200 °C im Backofen überbacken.

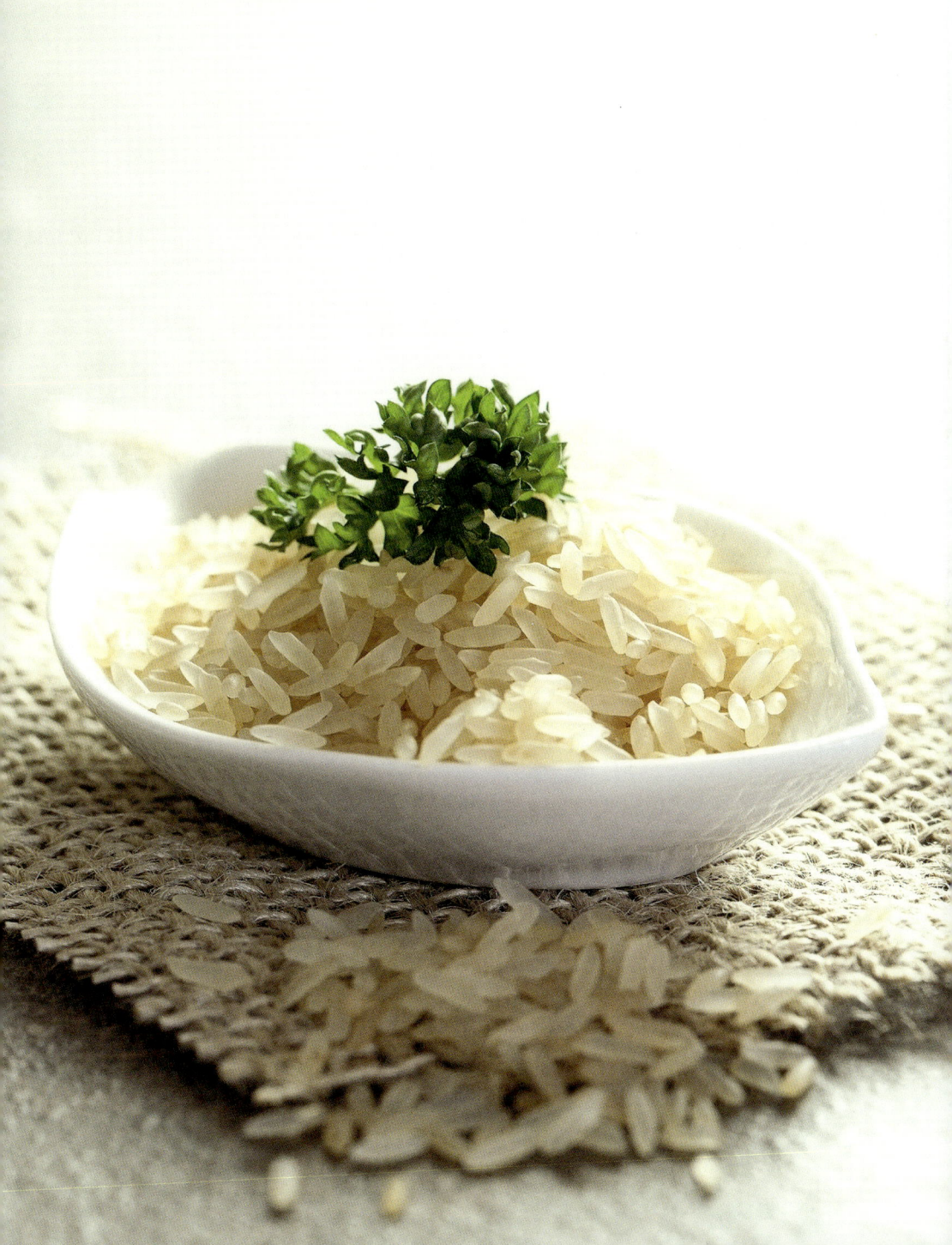

Gefüllte Zucchini
Mit Getreideschrot

Zubereitungszeit: 25 Minuten
Garzeit: 60 Minuten

Eine Portion enthält:

489 kcal/2044	18 g Fett
Kilojoule	71 g Kohlenhydrate
26 g Eiweiß	12 g Ballaststoffe

Zutaten für 2 Portionen

150 g Getreideschrot

300 ml Wasser

½ Gemüsebrühwürfel

½ Zwiebel

1–2 Karotten

½ Knoblauchzehe

½ Bund Petersilie

2 kleinere Zucchini

100 ger. Gouda

Salz, Pfeffer, Paprika

3 Tomaten

etwas Basilikum

1 TL Olivenöl

Zubereitung

1 Das Getreide in der Gemüsebrühe 20 Minuten wie Reis garen. Die fertige Masse auskühlen lassen.

2 Die Zwiebel fein würfeln. Karotten schälen und raspeln. Knoblauchzehe zerdrücken. Petersilie fein hacken. Die Zucchini halbieren und etwas aushöhlen.

3 Das ausgehöhlte Zucchinifleisch klein schneiden, zusammen mit dem anderen Gemüse und dem Käse unter die kalte Getreidemasse geben und mit den Gewürzen pikant abschmecken. Die Getreidemasse in die Zucchini füllen.

4 Tomaten kurz mit kochendem Wasser überbrühen und häuten. In Würfel schneiden und mit Salz, Pfeffer und Basilikum würzen.

5 Die Tomatenmasse in eine mit wenig Olivenöl gefettete Auflaufform füllen, etwas Wasser dazugießen, die Zucchini draufsetzen und mit geschlossenem Deckel 30–40 Minuten bei 220 °C im Backofen garen.

GESUNDHEITSTIPP

Lassen Sie sich den Getreideschrot frisch im Reformhaus mahlen. Alternativ können Sie auch Vollkornreis oder ganze Weizenkörner verwenden.

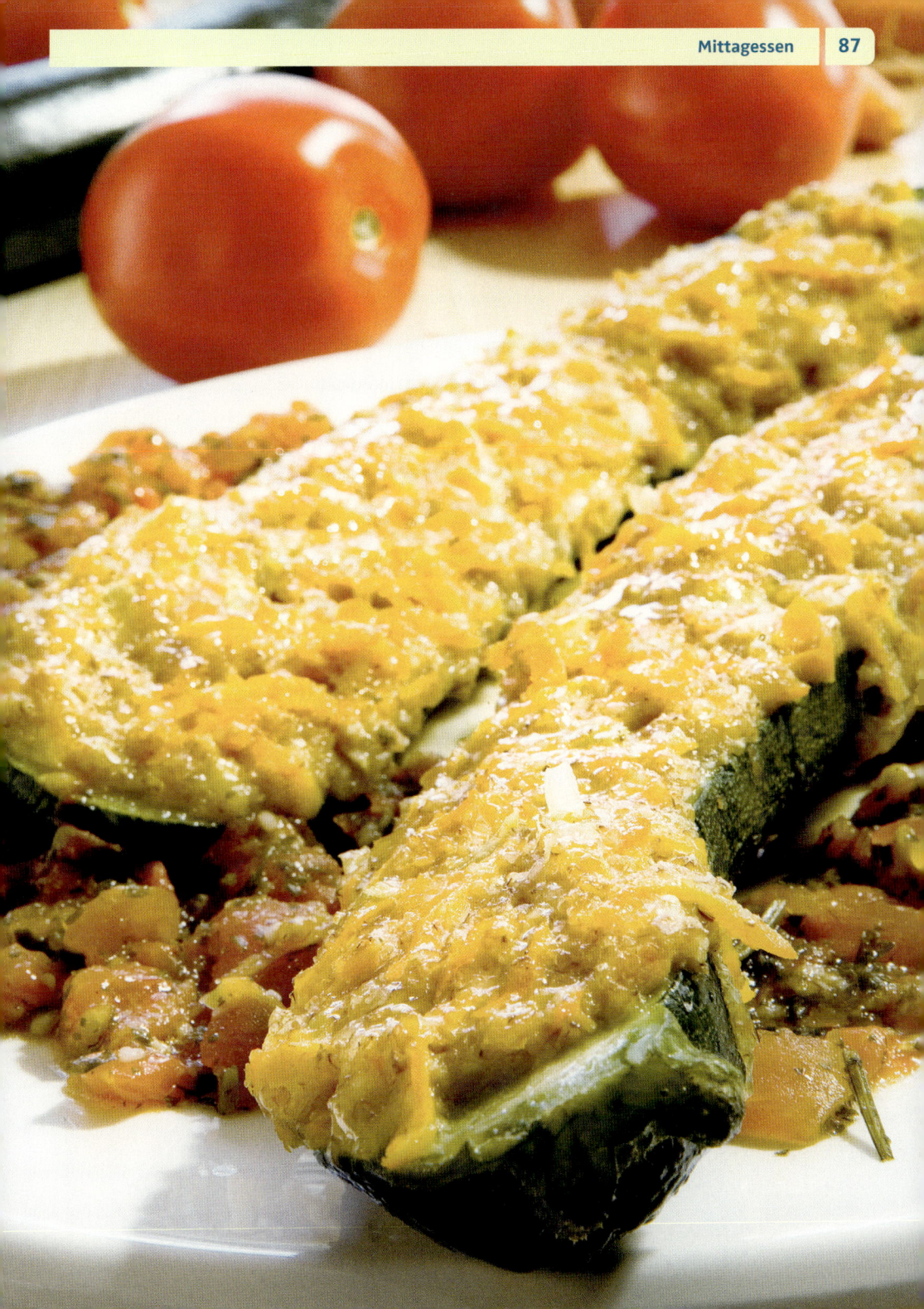

Paprika-Weizenpfanne
Ballaststoffreich

| Zubereitungszeit: 10 Minuten |
| Quellzeit: 10 Stunden |
| Kochzeit: ca. 1 Stunde |

Eine Portion enthält:

306 kcal/1279	8 g Fett
Kilojoule	47 g Kohlenhydrate
11 g Eiweiß	13 g Ballaststoffe

Zutaten für 2 Portionen

120 g Weizenkörner

600 ml Gemüsebrühe

4 Karotten

1 rote Paprika

2 Frühlingszwiebeln

2 TL Rapsöl

Salz, Ingwer, Koriander

2 EL Kräuter nach Wahl

2 TL Käse, 30 % Fett i. Tr.

Zubereitung

1 Die Weizenkörner über Nacht in Wasser quellen. Abbrausen, in einen Topf geben und in Gemüsebrühe zugedeckt 1 Stunde köcheln lassen.

2 Gemüse waschen, putzen und in kleine Stücke schneiden. Öl in einem Topf erhitzen und die Karotten- und Paprikawürfel darin kurz andünsten. Kurz danach die Frühlingszwiebeln dazu geben und ebenfalls andünsten.

3 Mit den Gewürzen und den gewaschenen und fein gehackten Kräutern abschmecken und die gegarten Weizenkörner untermischen.

4 Auf zwei Tellern anrichten und mit dem geriebenen Käse bestreut servieren.

SERVIERTIPP

Zu diesem Gericht passen sämtliche Kräuter.

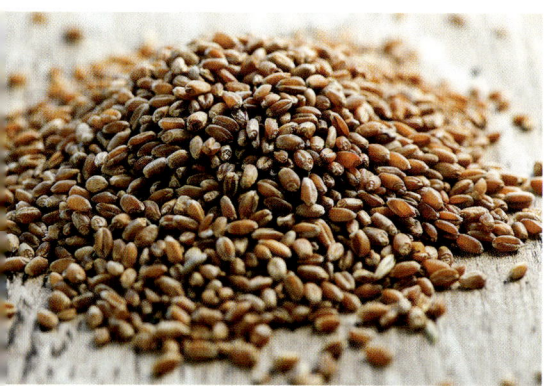

Pfannkuchen mit Champignonfüllung
Herzhaft mit Vollkornmehl

Zubereitungszeit: 30 Minuten
Quellzeit: 10 Minuten

Eine Portion enthält:

684 kcal/2849	39 g Fett
Kilojoule	59 g Kohlenhydrate
24 g Eiweiß	13 g Ballaststoffe

Zutaten für 2 Portionen

Für die Pfannkuchen:

2 Eier

2 EL Milch, 1,5 % Fett

6 EL Weizenvollkornmehl

Salz, Pfeffer

2 EL Rapsöl

Für die Champignonfüllung:

300 g frische Champignons

1 kleine Zwiebel

2 TL Rapsöl

4 TL Weizenvollkornmehl

4 EL saure Sahne

Salz, Pfeffer

etwas Muskatnuss

1 Handvoll Petersilie

Zubereitung

1 Ei, Milch, Mehl und Gewürze gut verschlagen, 10 Minuten quellen lassen. Öl erhitzen und aus dem Teig zwei Pfannkuchen backen. Pfannkuchen warm stellen.

2 Für die Füllung die Pilze waschen, putzen und in Scheiben schneiden. Die Zwiebel schälen und würfeln und mit den Champignons in Öl dünsten, mit Mehl bestäuben. Saure Sahne untermischen und mit den Gewürzen abschmecken. Petersilie hacken, unterheben und den Pfannkuchen damit füllen.

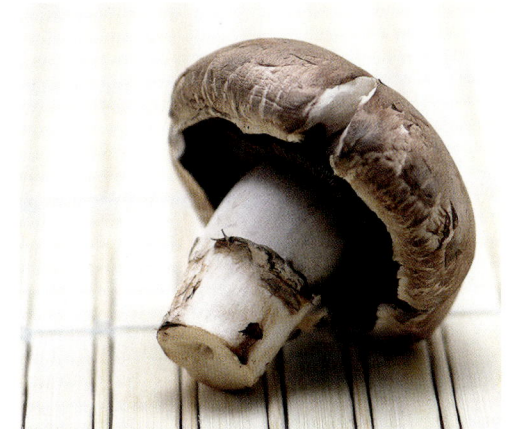

Hähnchenkeule „Mexiko"

Mit Mais und roten Bohnen

Zubereitungszeit: 40 Minuten
Marinierzeit: 7 Stunden

Eine Portion enthält:

568 kcal/2374	29 g Fett
Kilojoule	25 g Kohlenhydrate
52 g Eiweiß	10 g Ballaststoffe

Zutaten für 2 Portionen

2 Hähnchenkeulen

Salz, Pfeffer

Paprikapulver, Cayennepfeffer

2 Knoblauchzehen

2 EL Olivenöl

je 1 Zweig Thymian, Rosmarin

200 g Mais (Dose)

200 g rote Bohnen (Dose)

1 grüne Paprika

1 kleine rote Zwiebel

1 Zweig Petersilie

Zubereitung

1 Die Hähnchenkeulen waschen, trocken tupfen und mit den Gewürzen von allen Seiten einreiben. Die Knoblauchzehe schälen, in feine Würfel schneiden und mit 1 EL Öl vermischen. Die Hähnchenkeulen mit der Marinade und den gewaschenen Kräuterzweigen 7 Stunden zugedeckt im Kühlschrank marinieren.

2 Backofen auf 180 °C vorheizen. Die Keulen aus der Marinade nehmen und in einer beschichteten Pfanne ohne weitere Fettzugabe von allen Seiten anbraten. In eine feuerfeste Form geben und im Backofen in ca. 25 Minuten knusprig fertig braten.

3 Für das Gemüse Mais und Bohnen gut abtropfen lassen. Paprika waschen, putzen und in Würfel schneiden. Zwiebel und Knoblauchzehe schälen und ebenfalls in Würfel schneiden. 1 EL Öl in einem Topf erhitzen und zuerst die Zwiebel- und Knoblauchwürfel darin anbraten. Die Paprikawürfel dazugeben und 2–3 Minuten mitdünsten. Den Mais und die Bohnen dazugeben und mit Salz und Pfeffer kräftig abschmecken.

4 Die Hähnchenkeulen zusammen mit dem Gemüse auf zwei Tellern anrichten und mit fein gehackter Petersilie bestreut servieren.

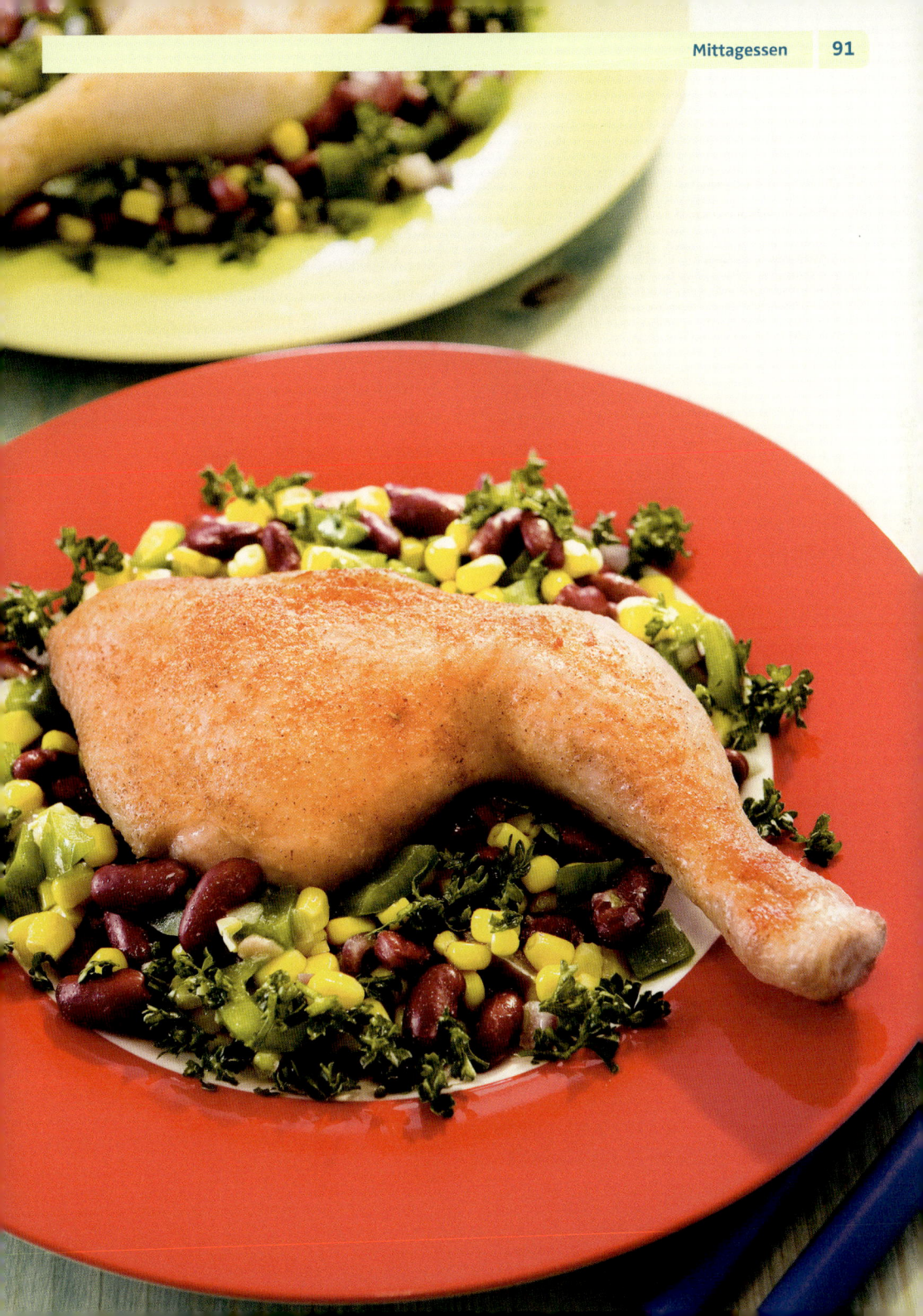

Erbsensuppe mit Croûtons

Für Freunde der herzhaften Küche

Zubereitungszeit: 20 Minuten
Garzeit: ca. 25 Minuten

Eine Portion enthält:

505 kcal/2111 Kilojoule	12 g Fett
	71 g Kohlenhydrate
26 g Eiweiß	22 g Ballaststoffe

Zutaten für 2 Portionen

2 Kartoffeln

3 Karotten

400 g Erbsen

300 ml Gemüsebrühe

2 Scheiben Weizenvollkornbrot

4 TL Margarine

2 EL saure Sahne

1 TL getr. Majoran

Salz, Pfeffer

1 Handvoll Petersilie

SERVIERTIPP

Dazu passt ein knusprig aufgebackenes Vollkornbrötchen. Zur „Küstenspezialität" wird die Suppe mit einigen Krabben oder Scampi, die am Schluss zur passierten Suppe gegeben werden. Dann passt übrigens Dill besser als Petersilie. Außerdem benötigen Sie etwas Zitronensaft als Gewürz.

Zubereitung

1   Kartoffeln und Karotten schälen, würfeln und in einen Topf geben.

2   2 EL Erbsen beiseitestellen. Die übrigen Erbsen und die Gemüsebrühe zu den Kartoffeln geben. Zugedeckt einmal aufkochen, in etwa 10 Minuten bei schwacher Hitze gar kochen.

3   Inzwischen das Brot würfeln.

4   Eine beschichtete Pfanne erhitzen, die Brotwürfel ohne Fett braten, bis sie knusprig sind. Margarine hinzufügen, mit Salz und Pfeffer würzen und bei mittlerer Hitze kurz braten. Anschließend die Pfanne beiseitestellen.

5   Prüfen Sie, ob die Kartoffelwürfel weich sind. Die saure Sahne in die Suppe geben und die Suppe mit dem Pürierstab glattrühren. Mit Majoran, Salz und Pfeffer abschmecken.

6   Die zurückbehaltenen Erbsen unterheben. Die Suppe in eine Suppenschale füllen und Croûtons darauf verteilen. Mit Petersilie dekorieren.

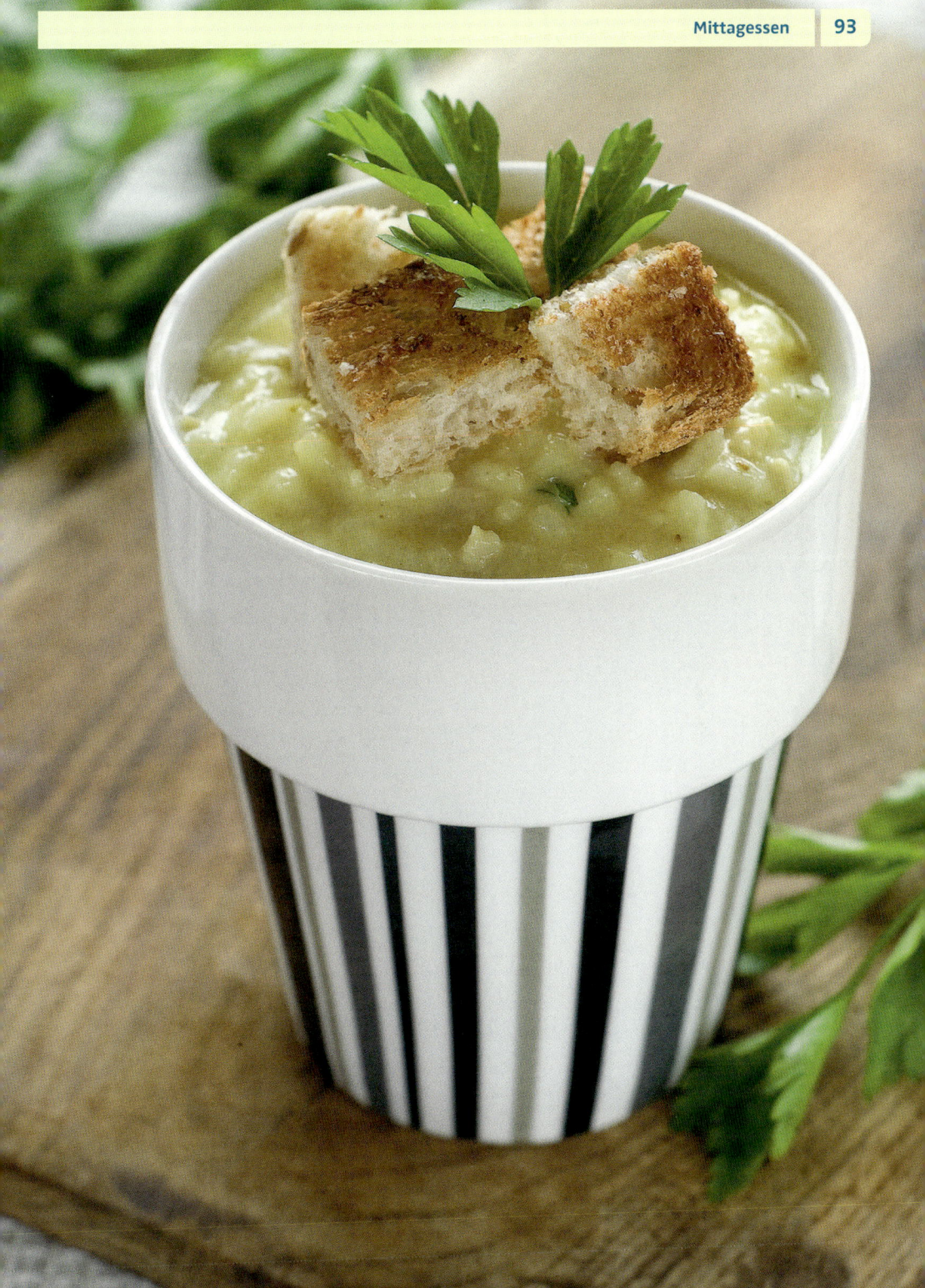

Sechskornklöße
Mit Spitzkohl und Pilzsauce

Zubereitungszeit: 45 Minuten
Garzeit: 10 Minuten

Eine Portion enthält:

432 kcal/1806	27 g Fett
Kilojoule	41 g Kohlenhydrate
18 g Eiweiß	8 g Ballaststoffe

Zutaten für 2 Portionen

Für die Klöße:

200 ml Gemüsebrühe

1 geh. EL Margarine

75 g Sechskornschrot

2 Eier

250 g Spitzkohl

1 TL Walnussöl

Salz, Pfeffer, Kümmel

Für die Sauce:

200 g Champignons

1 Knoblauchzehe

1 TL Margarine

100 ml Milch, 1,5 % Fett

100 Gorgonzola

Salz, Pfeffer, Muskatnuss

1 Handvoll Petersilie

Zubereitung

1   Die Gemüsebrühe mit der Margarine aufkochen, den Schrot auf einmal hineingeben und so lange rühren, bis sich ein Kloß gebildet hat. Dann nach und nach die Eier unterarbeiten. Mit zwei Esslöffeln Klöße in kochendes Salzwasser abstechen und 5 Minuten ziehen lassen.

2   Den Spitzkohl putzen, waschen und in Streifen schneiden. Im Walnussöl andünsten, würzen und garen.

3   Für die Sauce die Champignons putzen, blättrig schneiden und zusammen mit der geschälten Knoblauchzehe in der Margarine andünsten. Mit der Milch ablöschen, den Gorgonzola zufügen und verkochen lassen. Mit den Gewürzen abschmecken.

4   Den Spitzkohl auf zwei Tellern anrichten, die Klöße draufsetzen und die Sauce darüber verteilen. Mit frisch gehackter Petersilie bestreuen.

GESUNDHEITSTIPP

Kümmel macht den Spitzkohl leichter verdaulich. Sie können den Kümmel in Körnern oder gemahlen dazugeben.

Hirse-Risotto
Schmeckt als Hauptgericht oder Beilage

Zubereitungszeit: 15 Minuten Garzeit: ca. 20 Minuten	
Eine Portion enthält:	
363 kcal/2658	9 g Fett
Kilojoule	56 g Kohlenhydrate
14 g Eiweiß	14 g Ballaststoffe

KÜCHENTIPP

Falls die Hirse zu schnell ansetzt, gießen Sie Gemüsebrühe nach.

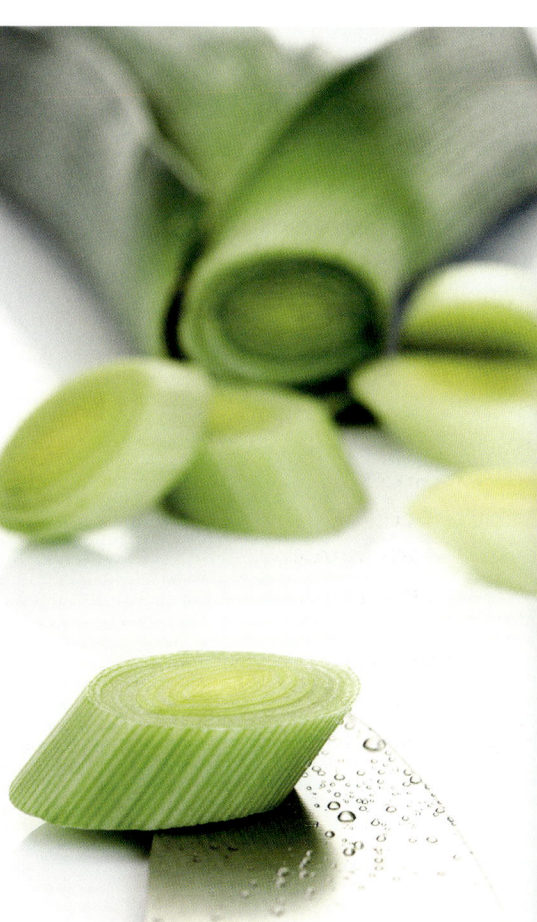

Zutaten für 2 Portionen

1 kleine Lauchstange

2 Karotten

2 TL Rapsöl

1 Tasse Hirse (ca. 120 g)

600 ml Gemüsebrühe

etwas Salz

Zubereitung

1   Das Gemüse waschen, putzen und in feine Streifen schneiden. Öl erhitzen und die Gemüsestücke darin anbräunen, die Hirse dazu geben und kurz mitrösten. Gemüsebrühe dazugießen und mit den Gewürzen abschmecken.

2   Die Herdplatte herunterdrehen und die Hirse in 15–20 Minuten ausquellen lassen. Eventuell noch schluckweise Flüssigkeit zugießen.

Getreideküchlein mit Käsesauce
Etwas aufwändiger

Zubereitungszeit: 45 Minuten Garzeit: 30 Minuten	
Eine Portion enthält:	
563 kcal/2353	30 g Fett
Kilojoule	47 g Kohlenhydrate
27 g Eiweiß	6 g Ballaststoffe

Zutaten für 2 Portionen

Für die Getreideküchlein:

250 ml Milch, 1,5 % Fett

100 g geschroteter Dinkel

½ Gemüsebrühwürfel

1 kleine Zwiebel

1 TL Margarine

1 Ei

1 Pr. Muskatnuss

Pfeffer, Salz

1 EL Rapsöl

Für die Käsesauce:

2 Schalotten

1 Knoblauchzehe

½ EL Margarine

1 EL Mehl

125 ml Milch, 1,5 % Fett

100 g Brie, 45 % F.i.Tr.

2–3 EL Kräuter (frisch oder TK)

Salz, Pfeffer

1 Pr. Muskatnuss

2 EL Apfelsaft

Zubereitung

1 Milch aufkochen. Das geschrotete Getreide mit dem Brühwürfel darin aufkochen und etwa 15 Minuten quellen lassen.

2 Die Zwiebel schälen, hacken und in der Margarine anbraten. Die gebratenen Zwiebeln und das Ei in den Getreidebrei rühren, mit den Gewürzen abschmecken.

3 Öl in einer Pfanne erhitzen. Mit einem Löffel Teighäufchen in die Pfanne setzten. Die Häufchen flach drücken, so dass sie fingerdick sind, und von beiden Seiten goldbraun braten.

4 Für die Sauce die Schalotten schälen und fein hacken. Knoblauch sehr fein hacken. Zwiebeln und Knoblauch in der Margarine etwa 5 Minuten glasig dünsten. Das Mehl darüber stäuben und die Milch aufgießen.

5 Vom Käse oberflächlich die Rinde entfernen. Den Käse zerbröckeln und in die Sauce geben. Dabei kräftig rühren, bis der Käse geschmolzen ist. Die Kräuter in die Sauce geben und mit den Gewürzen abschmecken. Mit dem Apfelsaft verfeinern.

SERVIERTIPP

Dazu passt ein gemischter Rohkostsalat mit Kräuter-Joghurt-Dressing.

Sauerkrautsuppe

Sauerkraut mal anders

Zubereitungszeit: 30 Minuten
Garzeit: 40 Minuten

Eine Portion enthält:

370 kcal/1547	27 g Fett
Kilojoule	13 g Kohlenhydrate
22 g Eiweiß	4 g Ballaststoffe

Zutaten für 2 Portionen

40 g Räucherspeck

150 g Rinderhackfleisch

½ rote Paprika

½ große Gewürzgurke

125 g Sauerkraut

1 EL Tomatenmark

1 Tomate

Salz, Paprika

500 ml Gemüsebrühe

2 EL saure Sahne

Salz, Pfeffer

Paprikapulver, gemahlener Kümmel

Zubereitung

1 Den Speck würfeln und auslassen. Hackfleisch darin anbraten.

2 Paprika und Gewürzgurke würfeln und zusammen mit dem Sauerkraut zum Fleisch geben, kurz andünsten.

3 Die klein geschnittene Tomate und das Tomatenmark zugeben, würzen, mit der Brühe auffüllen und ca. 40 Minuten sanft köcheln lassen.

4 Saure Sahne mit Salz und Paprika verrühren und zur Suppe reichen.

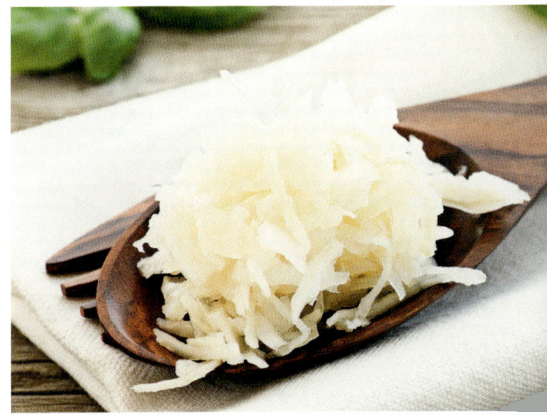

Pikante Puten-Gemüse-Pfanne

Einfaches, leckeres Pfannengericht

Zubereitungszeit: 30 Minuten	
Eine Portion enthält:	
307 kcal/1283	11 g Fett
Kilojoule	22 g Kohlenhydrate
31 g Eiweiß	9 g Ballaststoffe

Zutaten für 2 Portionen

2 EL Rapsöl

2 Putenschnitzel (à 100 g)

1 kleine Zwiebel

1 Karotte

200 g Broccoli

100 g Mais (Dose)

Salz, Pfeffer

etwas Gemüsebrühe

1 EL saure Sahne

1 Handvoll Petersilie

Zubereitung

1 Öl in einer Pfanne erhitzen und die Putenschnitzel darin scharf anbraten. Fleisch aus der Pfanne nehmen und warm stellen.

2 Die Zwiebel schälen, in kleine Würfel schneiden und zusammen mit der gewürfelten Karotte und geputzten Broccoliröschen in dem restlichen Bratfett andünsten. Mit Gemüsebrühe würzen und in wenig Flüssigkeit bissfest garen. Danach mit der sauren Sahne verfeinern und nochmals abschmecken (nicht mehr kochen lassen).

3 Das Putenfleisch in schmale Streifen schneiden und mit dem Mais zu dem Gemüse geben. Kurz erwärmen. Petersilie waschen, klein schneiden und über das Gericht streuen.

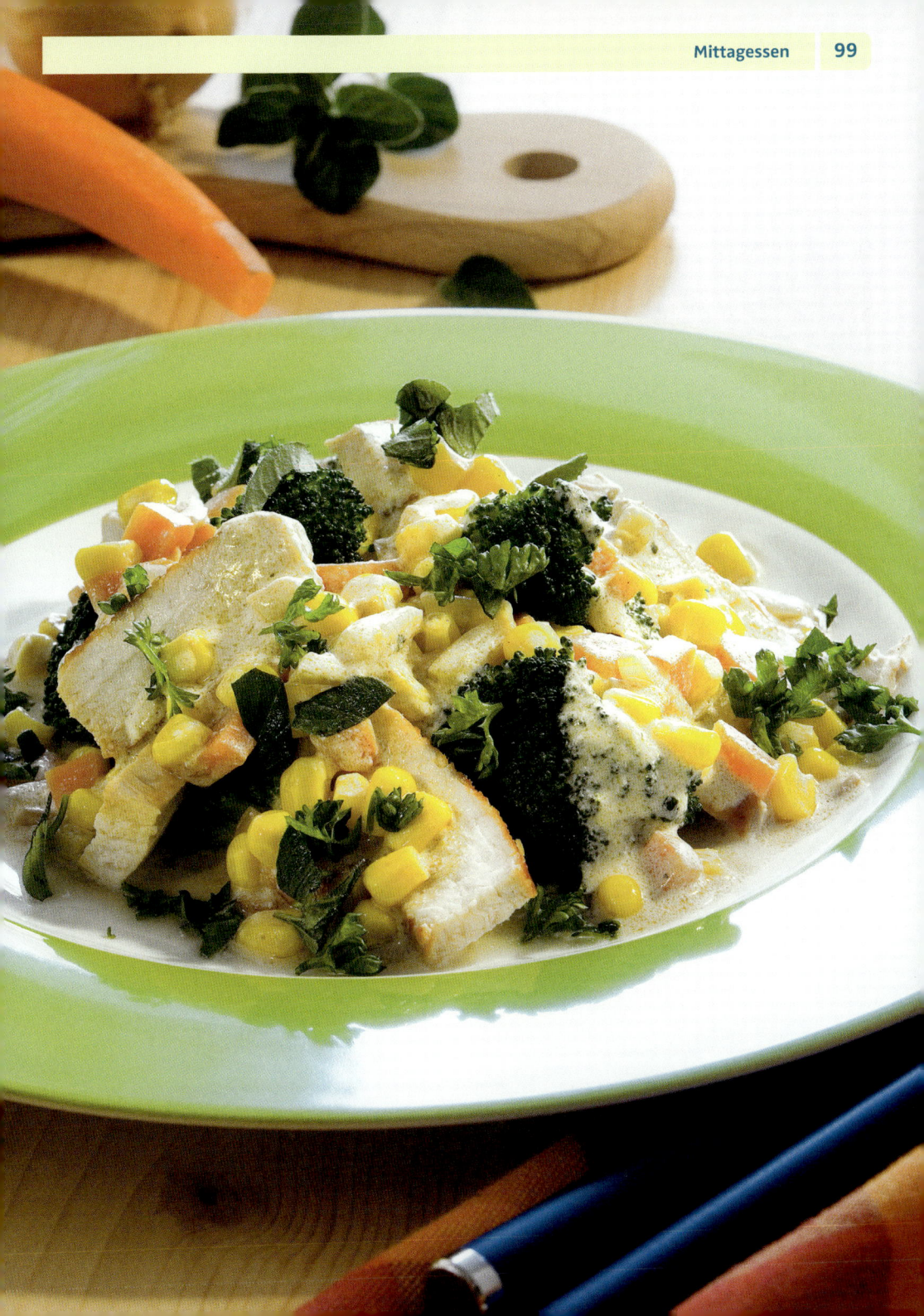

Karotten-Kartoffel-Püree

Leckere Beilage für Fleisch- und Fischgerichte

Zubereitungszeit: 15 Minuten	
Garzeit: 15 Minuten	

Eine Portion enthält:	
163 kcal/681	5 g Fett
Kilojoule	25 g Kohlenhydrate
5 g Eiweiß	6 g Ballaststoffe

Zutaten für 2 Portionen

2 Karotten

4 mehlig kochende Kartoffeln

75 ml Milch, 1,5 % Fett

1 Zweig Estragon

½ TL Meerrettich

2 TL Rapsöl

etwas Muskat

Salz, Pfeffer

Zubereitung

1 Kartoffeln putzen und waschen; Kartoffeln waschen und schälen. Beides in kleine Würfel schneiden. Einen Topf mit Wasser füllen und beides hineinfüllen. Milch und etwas Wasser dazugießen, zum Kochen bringen, bei schwacher Hitze etwa 15 Minuten garen lassen.

2 Kartoffeln und Karotten mit einem Pürierstab fein pürieren. Estragonzweige waschen, die Blättchen von den Stängeln zupfen und fein schneiden.

3 Estragon, Meerrettich und das Öl unter das Püree geben. Mit Pfeffer, Muskat und wenig Salz abschmecken.

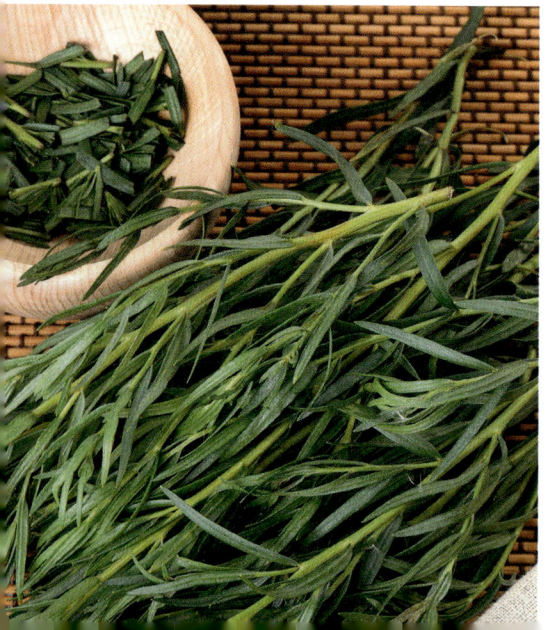

Mediterrane Ofenkartoffel
„A la Kreta"

| Zubereitungszeit: 30 Minuten |
| Garzeit: 30 Minuten |

Eine Portion enthält:

293 kcal/1225	11 g Fett
Kilojoule	37 g Kohlenhydrate
14 g Eiweiß	8 g Ballaststoffe

Zutaten für 2 Portionen

4 Kartoffeln

2 Fleischtomaten

2 Knoblauchzehen

2 TL Olivenöl

2 TL Balsamicoessig

2 EL Basilikum

Salz, Pfeffer, Muskatnuss

etwas getr. Thymian

2 Scheiben Edamer, 30 % F. i. Tr. (60 g)

Zubereitung

1 Kartoffeln garen, pellen und halbieren. Eingeritzte Tomaten mit heißem Wasser überbrühen, enthäuten und würfeln. Knoblauchzehe zerdrücken.

2 Kartoffelhälften mit einem Löffel etwas aushöhlen und die entnommene Kartoffelmasse zerdrücken, mit Tomatenwürfeln, Balsamicoessig, Knoblauch, Olivenöl, Kräutern und Gewürzen mischen.

3 Die Masse in die Kartoffelhälften füllen und den Rest um die Kartoffeln verteilen. Käse über die Kartoffeln geben und im vorgeheizten Backofen bei 200 °C einige Minuten überbacken, bis der Käse zerläuft.

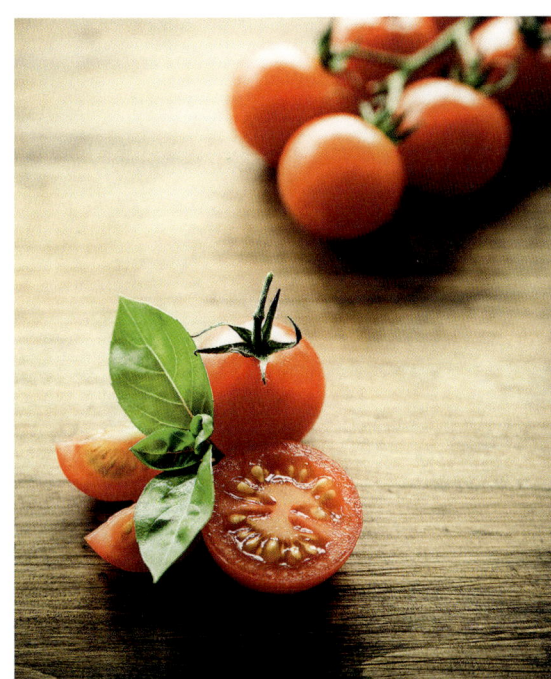

Überbackene Spinatkartoffeln
Raffinierte Beilage zu Fisch

Zubereitungszeit: 30 Minuten
Garzeit: ca. 35 Minuten

Eine Portion enthält:

310 kcal/1296 Kilojoule	14 g Fett
	30 g Kohlenhydrate
15 g Eiweiß	9 g Ballaststoffe

Zutaten für 2 Portionen

200 g Spinat, TK oder frisch

2 Tomaten

2 Frühlingszwiebeln

1 Knoblauchzehe

je 2 Zweige Petersilie, Thymian, Rosmarin

2 TL Olivenöl

4 EL passierte Tomaten (Dose)

etwas Salz

etwas Muskatnuss

4 Kartoffeln

2 EL saure Sahne

8 EL ger. Käse, 45 % F. i. Tr.

Zubereitung

1 Den Backofen auf 200 °C vorheizen.

2 Den frischen Spinat waschen und putzen (den tiefgefrorenen Spinat auftauen lassen). Tomaten waschen, halbieren, das Fruchtfleisch in Würfel schneiden. Die Frühlingszwiebeln putzen, waschen und in feine Ringe schneiden. Die Knoblauchzehe schälen und zusammen mit den gewaschenen Kräutern fein hacken.

3 Öl erhitzen und zuerst die Tomaten mit den Frühlingszwiebeln andünsten, danach den Spinat, die Knoblauch-Kräutermasse und die passierten Dosentomaten dazugeben. Mit den Gewürzen abschmecken.

4 Kartoffeln waschen, schälen und auf einem Gemüsehobel in dünne Scheiben hobeln.

5 Die saure Sahne in die Gemüsemasse rühren. Die Gemüsemasse und die Kartoffelscheiben schichtweise in eine Auflaufform füllen. Mit dem geriebenen Käse bestreuen und ca. 30–40 Minuten backen.

GESUNDHEITSTIPP

Zwiebeln und Knoblauch können Sie bei Unverträglichkeit entweder weglassen oder durch reichlich Kräuter ersetzen.

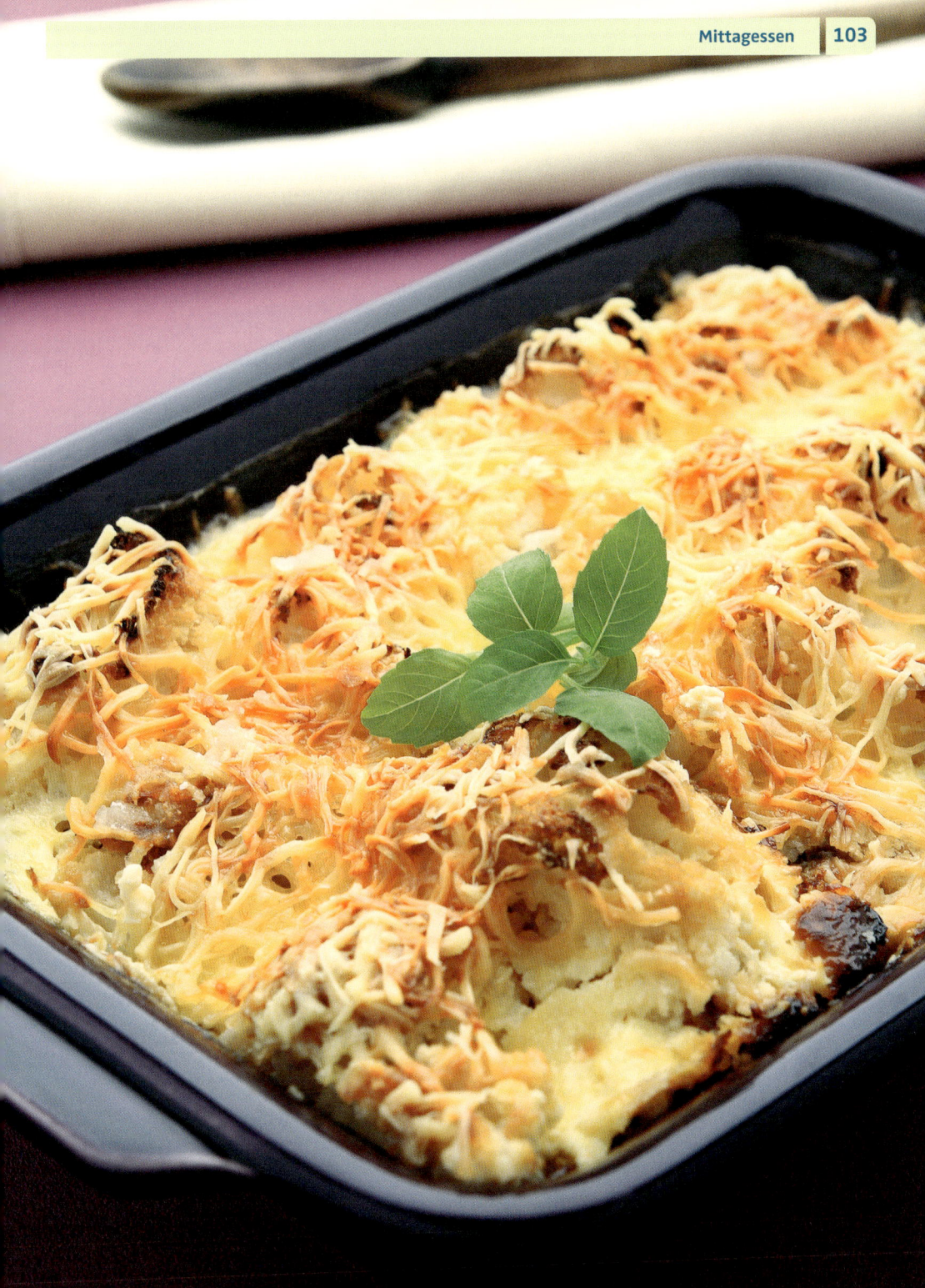

Sesamstangen
Mit Frischkäsedip

Zubereitungszeit: 15 Minuten
Backzeit: 15 Minuten

Eine Sesamstange mit Dip enthält:

114 kcal/477	6 g Fett
Kilojoule	12 g Kohlenhydrate
4 g Eiweiß	3 g Ballaststoffe

Zutaten für 30 Sesamstangen

Für die Sesamstangen:

150 g Roggenmehl Type 1150

350 g Weizenvollkornmehl

100 g Sesam (davon 50 g im Teig)

100 g Diätmargarine

300 ml Buttermilch

1 Würfel frische Hefe

1 TL Salz

Für den Käsedip:

125 g Magerquark

100 g Frischkäse (Rahmstufe)

etwas Schnittlauch

2 Zweige Petersilie

1 Zweig Dill

Pfeffer, Salz

etwas Paprikapulver

Zubereitung

1 Die Buttermilch mit der Hefe verrühren und dann mit den anderen Zutaten (nur die Hälfte der Sesamsamen) verkneten.

2 Aus dem Teig 30 Rollen formen, diese mit etwas Buttermilch einstreichen und im restlichen Sesam wälzen. Die Sesamstangen bei 220 °C ca. 15 Minuten backen.

3 Magerquark mit Frischkäse verrühren. Frische Kräuter fein schneiden. Käsedip mit Kräutern, Paprikapulver, Pfeffer und Salz abschmecken.

SERVIERTIPP

Der Käsedip schmeckt ebenfalls gut zu frischem Gemüse wie Karotten, Gurken, Kohlrabi oder Radieschen.

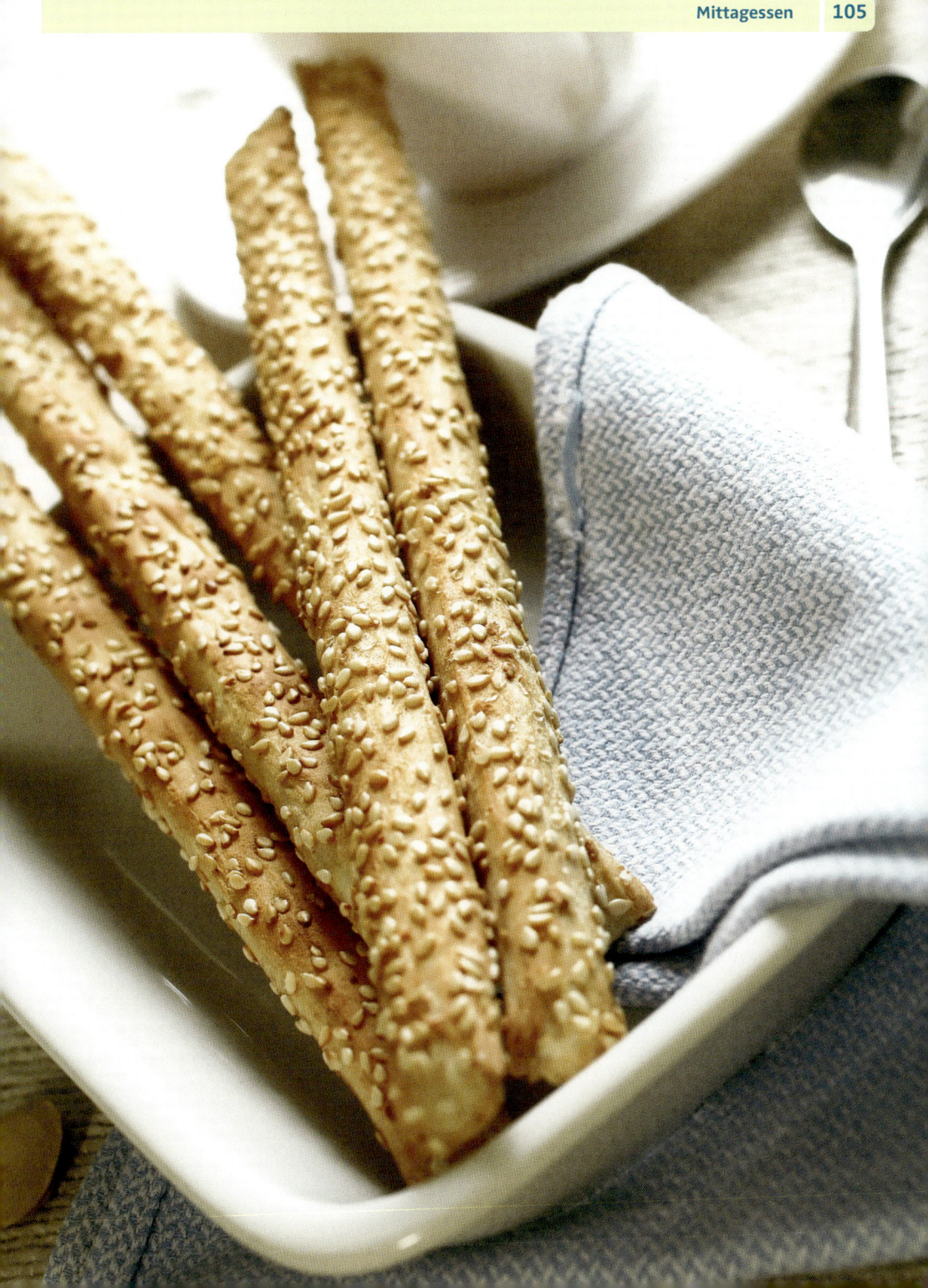

ABENDESSEN

Karottenpfannkuchen
Mit Haselnüssen

Zubereitungszeit: 20 Minuten	
Eine Portion enthält:	
234 kcal/978	15 g Fett
Kilojoule	13 g Kohlenhydrate
11 g Eiweiß	8 g Ballaststoffe

Zutaten für 2 Portionen

200 g Karotten

2 EL Weizenvollkornmehl

1 EL Magerquark

1 Pr. Gemüsebrühe

2 EL Sesamsamen

1 Ei

1 TL gehackte Petersilie

etwas Salz und Pfeffer

¼ TL Backpulver

1 EL gehackte Haselnüsse

1 EL Rapsöl

Zubereitung

1 Karotten waschen und reiben. Sesamsamen ohne Fettzugabe in einer beschichteten Pfanne anrösten.

2 Karotten mit Mehl, Quark, 2 EL Wasser, Gemüsebrühe und Sesamsamen sowie dem Ei vermengen.

3 Gewürze, Nüsse und Backpulver untermischen und vier Pfannkuchen von beiden Seiten goldgelb braten.

SERVIERTIPP

Zum Frühstück passt ein kleiner Obstsalat oder ein Apfel-Zimt-Joghurt. Zur Hauptmahlzeit wird der Pfannkuchen mit einer Spinatbeilage.

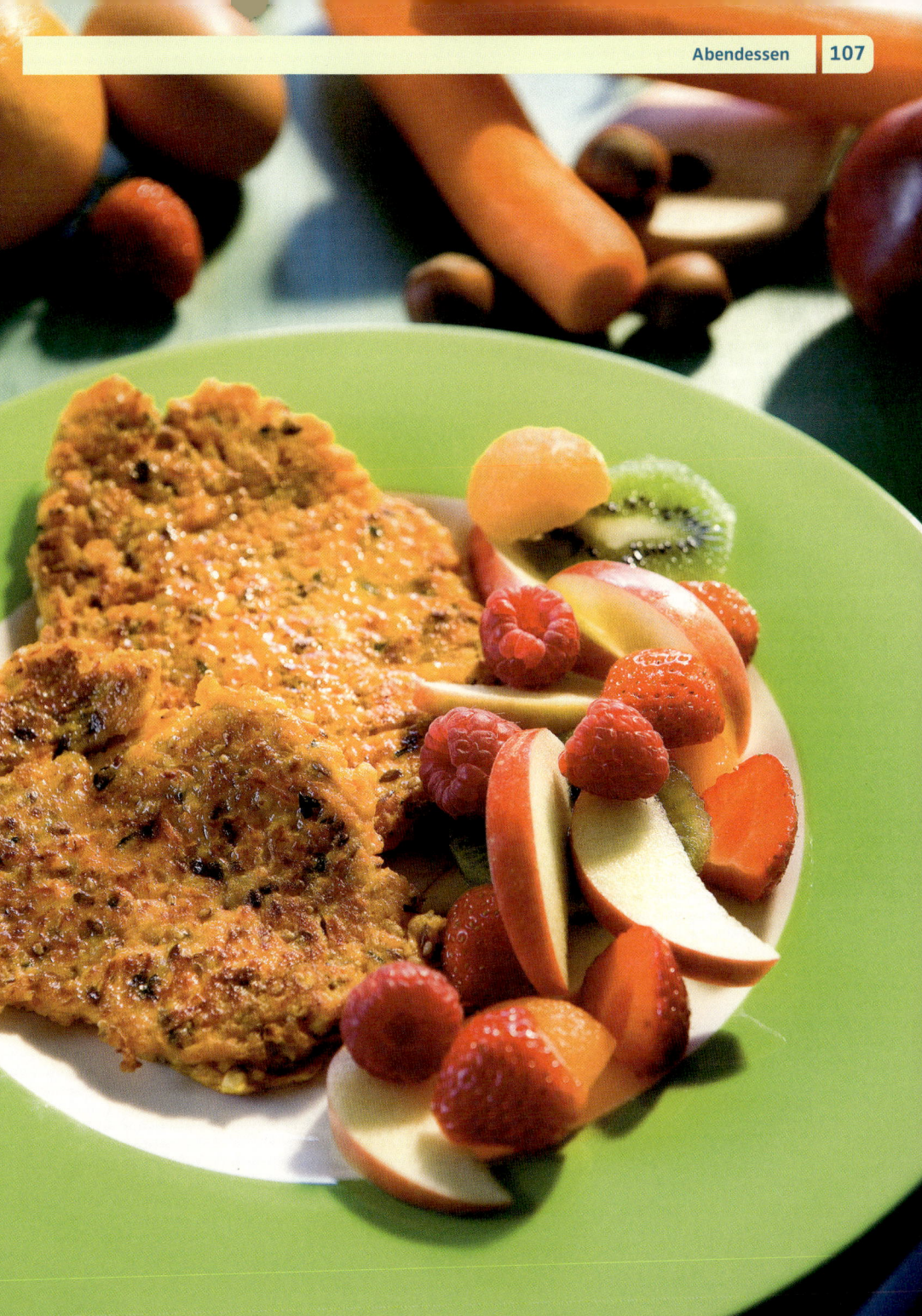

Frühlingssuppe
Mit viel frischem Gemüse

Zubereitungszeit: 25 Minuten
Garzeit: 30 Minuten

Eine Portion enthält:

273 kcal/1141 Kilojoule	16 g Fett
	33 g Kohlenhydrate
9 g Eiweiß	7 g Ballaststoffe

Zutaten für 2 Portionen

½ Bund Lauchzwiebeln

1 Kohlrabi

1 Karotte

½ Kopf Wirsing

1 EL Diätmargarine

500 ml Gemüsebrühe

50 g Grünkern

75 g Erbsen

1 EL Crème fraîche

Salz, Pfeffer

etwas Kümmel

2 EL gehackte Petersilie

Zubereitung

1 Die Lauchzwiebeln putzen, waschen und in Ringe schneiden. Den Kohlrabi und die Karotte schälen und in Streifen schneiden. Den Wirsing putzen, waschen und in Streifen schneiden.

2 Das Gemüse in der Margarine andünsten und dann mit der Gemüsebrühe auffüllen. Zum Kochen bringen und dann den Grünkern und die Erbsen hineingeben. Zugedeckt 20–30 Minuten bei mittlerer Hitze garen.

3 Die Suppe mit Crème fraîche verfeinern und mit den Gewürzen abschmecken. Mit Petersilie bestreut servieren.

SERVIERTIPPS

Zu einer Suppe passt ein Brötchen immer gut. Um dem Darm genügend Arbeit zu geben, sollten Sie jedoch ein Vollkornbrötchen wählen. Schneiden Sie das Vollkornbrötchen auf, geben einige Tropfen Olivenöl darauf, streuen frische Kräuter darüber und grillen Sie die Brötchenhäften kurz im Backofen. Anstatt Crème fraîche können Sie auch Schmand oder saure Sahne verwenden. Eine besondere Note geben Sie der Suppe, wenn Sie zum Andünsten Kürbiskernöl verwenden.

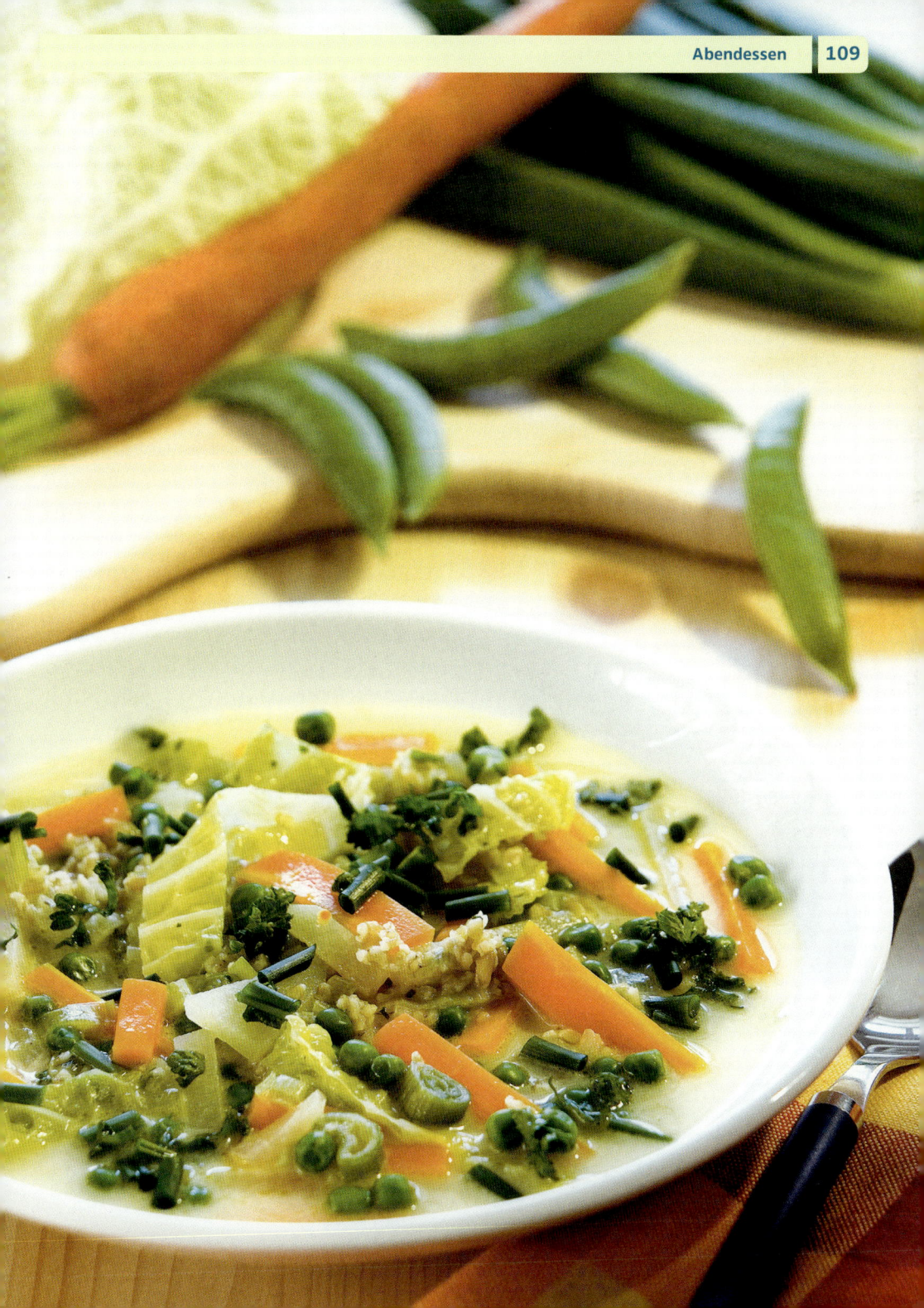

Minestrone mit Grünkern

Der italienische Suppenklassiker

Zubereitungszeit: 40 Minuten
Garzeit: 30 Minuten

Eine Portion enthält:

191 kcal/798 Kilojoule	5 g Fett
	28 g Kohlenhydrate
8 g Eiweiß	8 g Ballaststoffe

Zutaten für 2 Portionen

1 Schalotte

1 Knoblauchzehe

½ EL Olivenöl

1 Karotte

1 Stück Sellerie (ca. 30 g)

1 Stück Zucchini (ca. 50 g)

600 ml Gemüsebrühe

75 g frische Erbsen

50 g grüne Bohnen

50 g Grünkern, geschrotet

Salz, Pfeffer

1 Zweig Thymian

1 Fleischtomate

Zubereitung

1 Schalotte und Knoblauch klein schneiden und in einem großen Topf in dem erhitzten Öl glasig dünsten.

2 Karotte, Sellerie und Zucchini in feine Scheiben schneiden, in den Topf geben und leicht anbraten. Die Gemüsebrühe aufgießen, alles zum Kochen bringen und dann 10 Minuten leicht kochen. Erbsen, Bohnen und den Grünkern zufügen.

3 Die Suppe mit Salz und Pfeffer abschmecken, Thymian dazugeben und weitere 20 Minuten leicht kochen, bis das Gemüse gar ist. Thymian herausnehmen.

4 Tomate würfeln, kurz mitkochen, nochmals abschmecken.

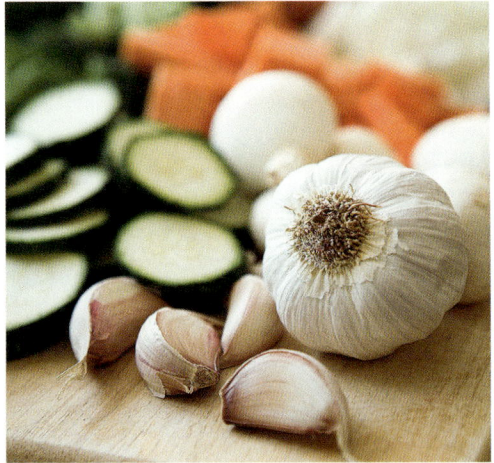

Rucolasalat mit heißem Schinkenspeckdressing

Salat mit herzhafter Note

Zubereitungszeit: 15 Minuten	
Eine Portion enthält:	
261 kcal/1091	24 g Fett
Kilojoule	4 g Kohlenhydrate
7 g Eiweiß	3 g Ballaststoffe

Zutaten für 2 Portionen

1 Schale Rucolasalat (120 g)

10 Cocktailtomaten

1 kleine Zwiebel

1 Knoblauchzehe

2 EL Olivenöl

6 dünne Scheiben Schinkenspeck (60 g)

Salz, Pfeffer

2 EL Balsamicoessig

Zubereitung

1 Den Rucolasalat waschen, putzen und gut trocknen. Tomaten waschen und halbieren.

2 Zwiebel und Knoblauch schälen, fein hacken und im heißen Olivenöl mit dem fein gewürfelten Schinkenspeck scharf anbraten. Würzen, mit Balsamicoessig ablöschen. Pfanne sofort von der Platte ziehen, nochmals abschmecken und über den Rucolasalat geben.

3 Cocktailtomaten darüber geben, sofort servieren.

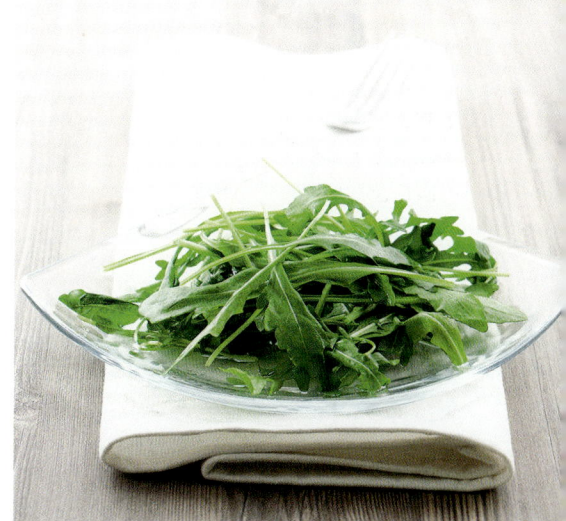

Lauch-Linsen-Salat
Mit Paprika

Zubereitungszeit: 20 Minuten
Kochzeit: 20 Minuten

Eine Portion enthält:

227 kcal/949 Kilojoule	9 g Fett
	34 g Kohlenhydrate
15 g Eiweiß	8 g Ballaststoffe

Zutaten für 2 Portionen

1 Lauchstange

1 rote Paprika

200 gek. Linsen (75 g Rohgewicht)

1 EL Rapsöl

1–2 EL Essig

3–4 EL Wasser

Salz, Pfeffer

1 Bund Petersilie

2 Zweige Dill

Zubereitung

1 Für den Salat den Lauch in feine Ringe schneiden. Paprika würfeln.

2 Linsen im Salz-Essig-Wasser gar kochen. Abgekühlte Linsen unter den Salat heben.

3 Für die Sauce das Öl mit Essig und Wasser verquirlen, mit Salz und Pfeffer würzen.

4 Die Sauce über die Linsen geben und gut vermengen. Nochmals abschmecken und kurz vor dem Servieren fein gehackte Kräuter untermischen.

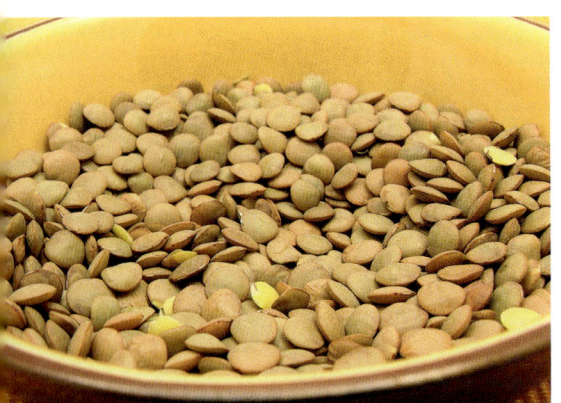

SERVIERTIPP

Das Rezept können Sie leicht in einen pikanten Brotaufstrich verwandeln. Dazu einfach alle Zutaten pürieren und zum Schluss einen halben Becher Schmand unterrühren. Im verschließbaren Gefäß hält sich der Aufstrich einige Tage.

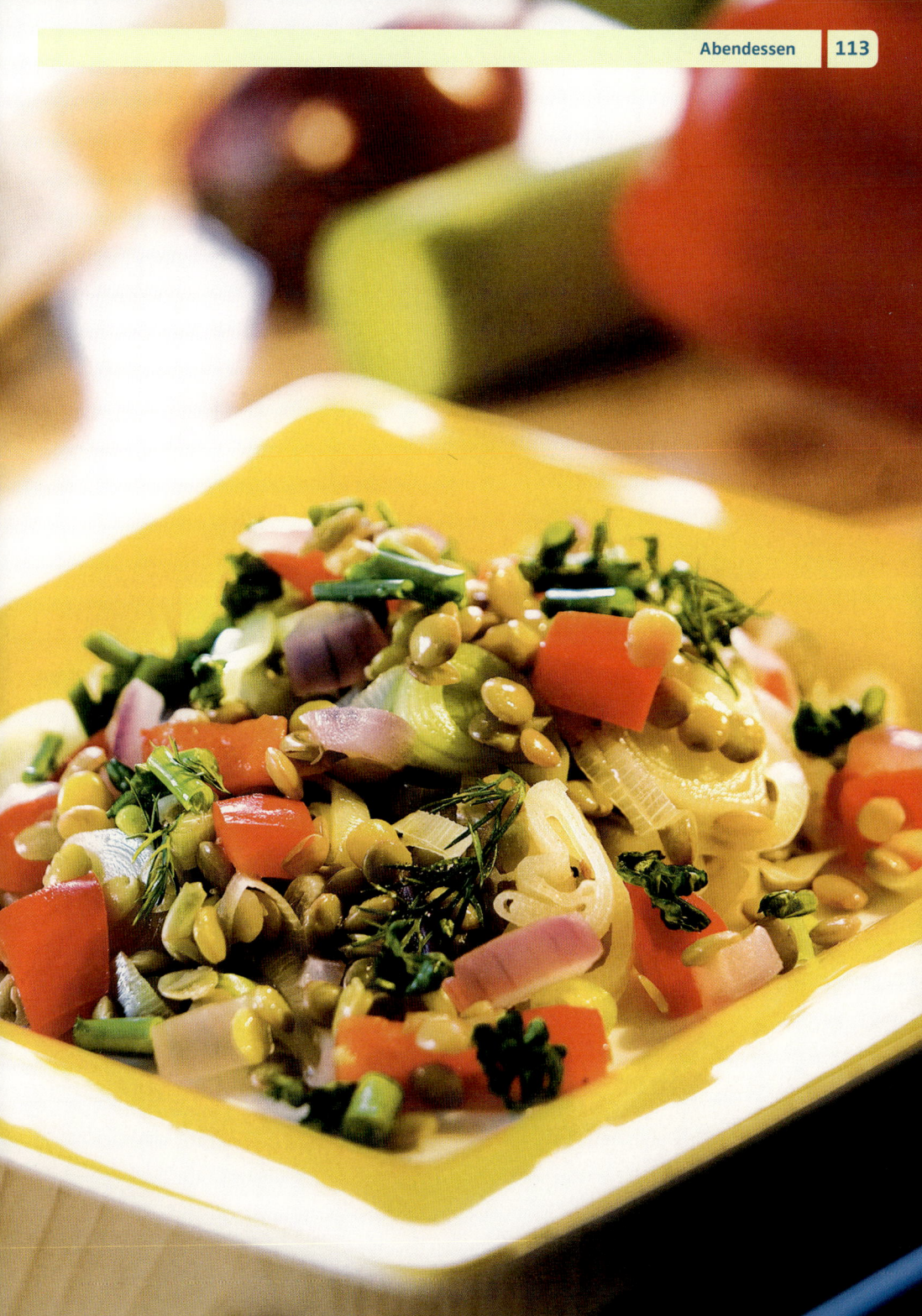

Nordseekrabben auf Fenchelsalat

Krabben mit besonderer Note

Zubereitungszeit: 20 Minuten	
Eine Portion enthält:	
297 kcal/1242	8 g Fett
Kilojoule	33 g Kohlenhydrate
19 g Eiweiß	9 g Ballaststoffe

Zutaten für 2 Portionen

2 kleine Fenchelknollen

100 g Nordseekrabben

100 g Dickmilch

2 TL Rapsöl

2 TL Sherryessig

Salz, Pfeffer

2 EL Petersilie

1 Zitrone

2 Vollkornbrötchen

Zubereitung

1 Die Fenchelknollen putzen und in dünne Scheiben schneiden, das Grün beiseite legen. Auf zwei Tellern mit den Krabben anrichten.

2 Dickmilch mit Öl, Essig, den Gewürzen und der Petersilie verrühren, pikant abschmecken und über den Fenchel geben.

3 Mit Zitronenspalten und Fenchelgrün garnieren und mit den Brötchen servieren.

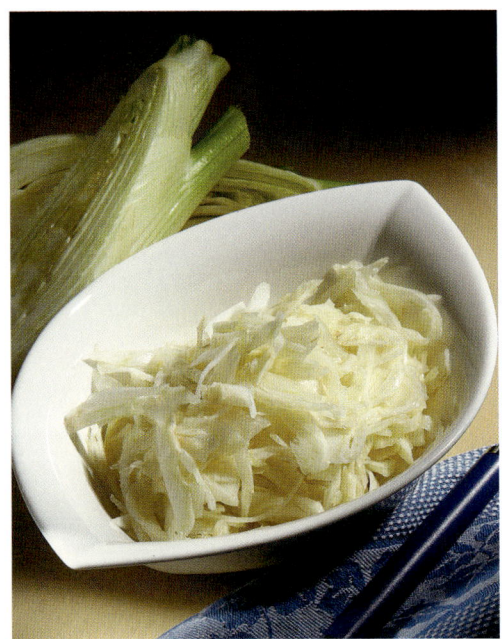

Schnelle Quarkbrötchen mit „Obatzda"

Der Klassiker aus Bayern

Zubereitungszeit: 25 Minuten
Backzeit: 40 Minuten

Eine Brötchen mit „Obatzda" enthält:

184 kcal/769 Kilojoule	7 g Fett
	19 g Kohlenhydrate
12 g Eiweiß	3 g Ballaststoffe

Zutaten für 18 Brötchen

Für die Quarkbrötchen:

500 g Weizenvollkornmehl

2 TL Backpulver

1 TL Salz

500 g Quark, 20 % F.i.Tr.

2 Eier

1½ EL Olivenöl

Für den „Obatzda":

2 kleine reife Camembert, 45 % F.i.Tr.

250 g Magerquark

1 Zwiebel

etwas Paprikapulver

etwas Kümmel

Salz, Pfeffer

Zubereitung

1 Für die Brötchen alle Zutaten durchkneten. Das Backblech mit Backpapier auslegen. 18 golfballgroße Kugeln formen und kreuzweise einschneiden. Bei 200 °C ca. 40 Minuten backen.

2 Den Camembert mit einer Gabel zerdrücken. Quark und fein gehackte Zwiebel untermischen.

3 Den „Obatzda" mit Paprika, Kümmel, Salz und Pfeffer pikant abschmecken.

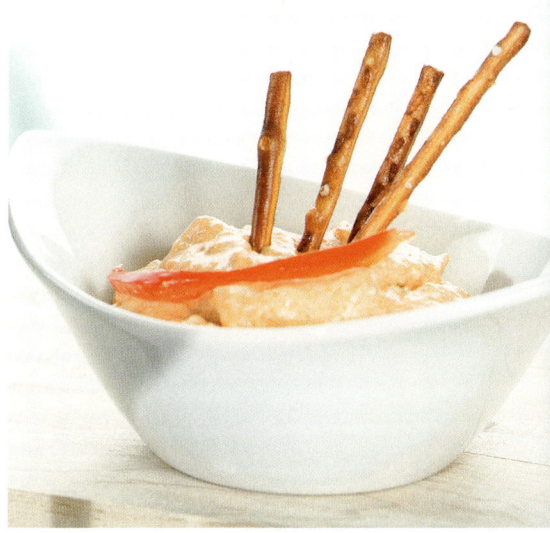

Schweinefilet mit Tomaten-Rucola-Salat

Etwas teurer

Zubereitungszeit: 40 Minuten Marinierzeit: 1 Stunde	
Eine Portion enthält:	
341 kcal/1425	19 g Fett
Kilojoule	8 g Kohlenhydrate
33 g Eiweiß	4 g Ballaststoffe

Zutaten für 2 Portionen

1 Stück Schweinefilet (ca. 250 g)

etwas Salz

1 Zweig Zitronenthymian

1 EL Olivenöl

8 Tomaten (ca. 500 g)

1 Bund Rucola

8 Blättchen Basilikum

1 Knoblauchzehe

1 EL Olivenöl

2 EL Balsamicoessig

1 TL Pinienkerne

1 kleines Stück Parmesan (ca. 10 g)

Zubereitung

1   Die Filets flach klopfen und mit Salz würzen. Mit dem gewaschenen Thymianzweig und dem Olivenöl ca. 1 Stunde marinieren lassen.

2   Tomaten waschen, den Strunk entfernen und in Würfel schneiden. Den Rucola waschen und klein schneiden. Die Basilikumblättchen in feine Streifen schneiden und mit dem Rucola und den Tomaten vermischen. Die Knoblauchzehe schälen, in feine Würfelchen schneiden und zusammen mit dem Olivenöl unter die Tomaten rühren. Salat mit Salz und Balsamicoessig abschmecken.

3   Das Fleisch aus der Marinade nehmen und in einer beschichteten Pfanne kurz (ca. 2–3 Minuten von jeder Seite) anbraten. Das Fleisch soll innen noch rosa sein. Das Fleisch herausnehmen und kurz warm stellen.

4   Die Pinienkerne in der Fleischpfanne ohne weitere Fettzugabe kurz anrösten.

5   Den Salat auf zwei Tellern verteilen. Das Filet in 4 schräge Scheiben schneiden und auf dem Salat anrichten. Die gerösteten Pinienkerne zusammen mit dem gehobeltem Parmesan auf den Tellern verteilen.

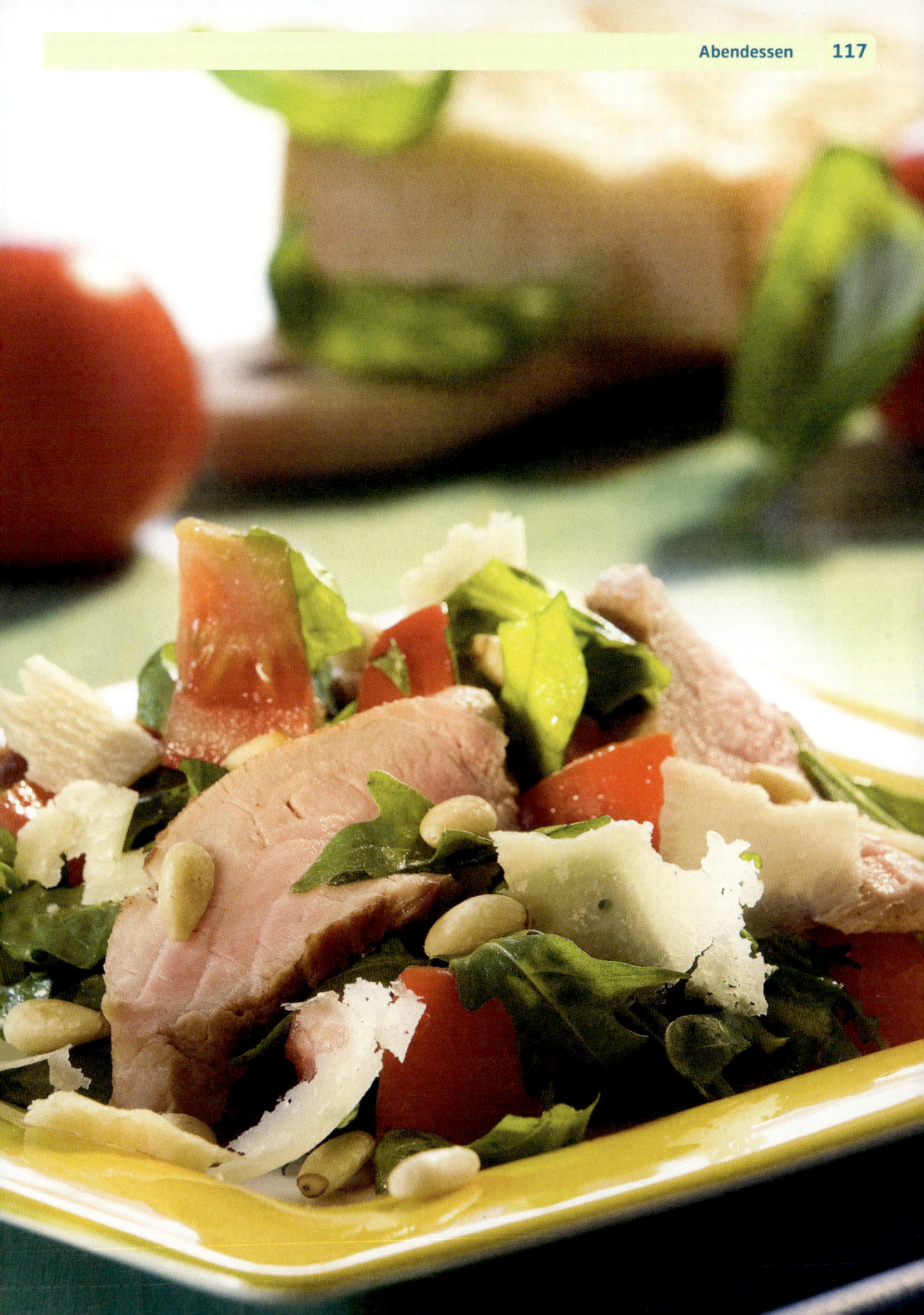

Chinakohl in Orangensauce
Fruchtig-frische Salatvariante

Zubereitungszeit: 20 Minuten	
Eine Portion enthält:	
84 kcal/351	3 g Fett
Kilojoule	10 g Kohlenhydrate
4 g Eiweiß	4 g Ballaststoffe

Zutaten für 2 Portionen

Salz, Pfeffer

1 EL Zitronensaft

2 EL Joghurt, 1,5 % Fett

1 Handvoll Petersilie

etwas Meerrettich

1 EL Pinien- oder Sonnenblumenkerne

1 gr. Orange

200 g Chinakohl

Zubereitung

1 Salz mit dem Zitronensaft vermischen, Joghurt, gehackte Petersilie und Meerrettich unterrühren und mit Pfeffer abschmecken.

2 Pinien- oder Sonnenblumenkerne ohne Fettzugabe in der Pfanne leicht anrösten.

3 Die Orange schälen und filetieren, den dabei austretenden Saft unter die Sauce mischen. Den Chinakohl in sehr feine Streifen schneiden, mit den Orangenfilets mischen und in zwei Schälchen anrichten.

4 Die Sauce über den Salat geben und mit den gerösteten Kernen bestreuen.

SERVIERTIPP

Anstatt Chinakohl können Sie auch Eisberg-, Feld- oder Endiviensalat verwenden.

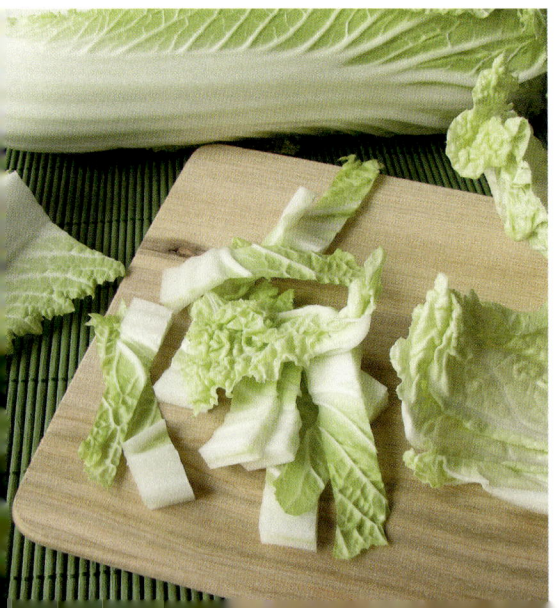

Bohnenpuffer mit Fenchelsauce

Mit feinem Nussgeschmack

Zubereitungszeit: 40 Minuten	
Eine Portion enthält:	
498 kcal/2082	28 g Fett
Kilojoule	54 g Kohlenhydrate
22 g Eiweiß	15 g Ballaststoffe

Zutaten für 2 Portionen

Für die Puffer:

400 g gek. weiße Bohnen

(125 g Rohgewicht)

1 Karotte

1 Lauchstange

½ Sellerieknolle

½ Bund Bohnenkraut

1 geh. EL gemahlene Nüsse

½ Zwiebel

1 Knoblauchzehe

1 Ei

Salz, Pfeffer

2 EL Rapsöl

Für die Fenchelsauce:

200 g Fenchel

½ Bund Dill

300 g Joghurt, 0,1 % Fett

50 g Crème fraîche

Salz, Pfeffer

1 Handvoll Petersilie

Zubereitung

1 Karotte und Sellerie raspeln, Lauch und Bohnenkraut fein schneiden, gemahlene Nüsse hinzugeben. Bohnen pürieren und alles miteinander vermengen.

2 Zwiebel und Knoblauch hacken und mit dem Bohnenpüree mischen. Ei, Salz und Pfeffer unterrühren. Den Teig durchkneten, bis er wie Frikadellenteig bindet.

3 Sechs Puffer formen und in heißem Öl von jeder Seite 4 Minuten braten.

4 Währenddessen die Fenchelknollen halbieren, waschen, Strunk herausschneiden. Knolle, Fenchelblättchen und Dill zerkleinern. Mit Joghurt und Crème fraîche mischen, mit Salz und Pfeffer abschmecken.

5 Die Puffer mit der Fenchelsauce und reichlich frisch gehackter Petersilie bestreut servieren.

SERVIERTIPP

Anstatt weißer Bohnen können Sie auch Kidneybohnen verwenden. Bei dieser Variante sollten Sie dem Teig etwas Tomatenmark beifügen. Wenn Sie keine Fenchelsauce mögen, können Sie eine Tomatensauce aus Tomaten, frischem Basilikum, roten Zwiebeln, etwas Balsamicoessig und Joghurt zubereiten.

DRINKS UND SÜSSES

Heidelbeer-Johannisbeer-Shake
Bringt Schwung in den Darm

Zubereitungszeit: 10 Minuten

Eine Portion enthält:

248 kcal/1037 Kilojoule	3 g Fett
	48 g Kohlenhydrate
6 g Eiweiß	1 g Ballaststoffe

Zutaten für 2 Portionen
100 g Heidelbeeren

100 g Johannisbeeren

400 ml Milch, 1,5 % Fett

etwas Zucker

etwas Honig

etwas Vanillearoma

Zubereitung

1   Die Heidelbeeren und die Johannisbeeren verlesen, waschen und abtropfen, in die Milch geben, Zucker zufügen, mit Honig süßen und mit einem Pürierstab kräftig pürieren.

2   Vanillearoma zum Shake geben und nochmals kurz anschlagen.

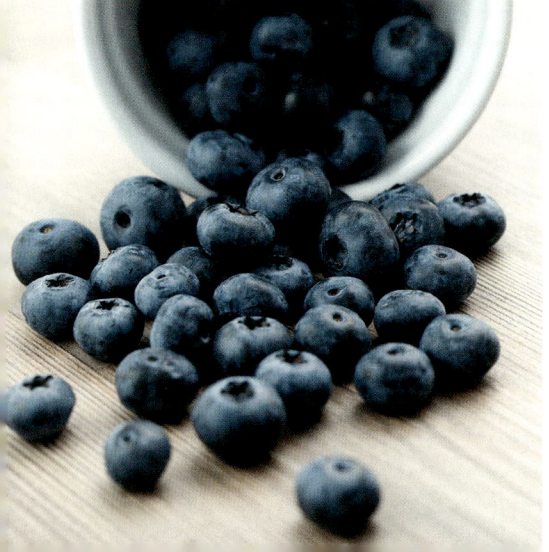

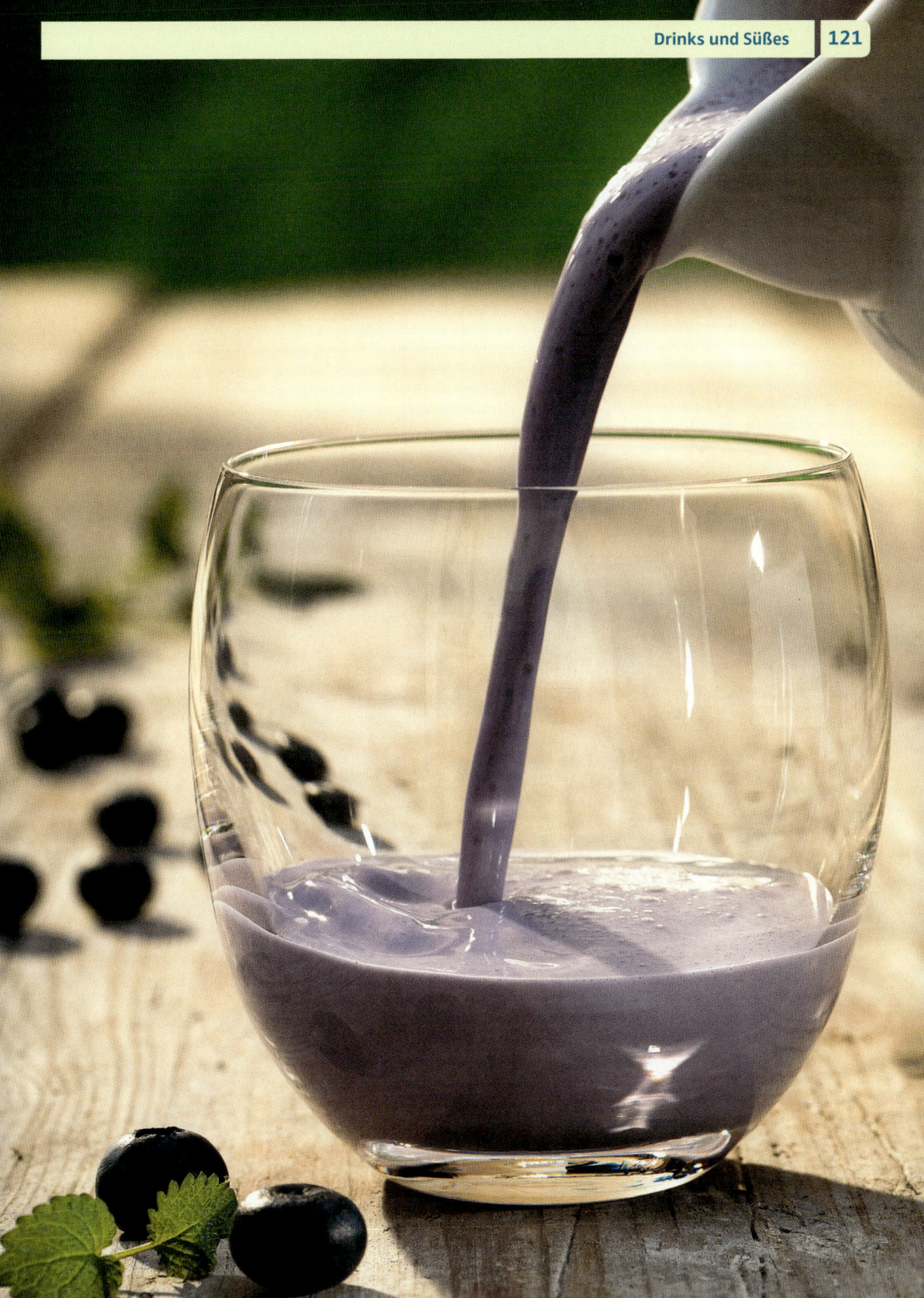

Feurig-scharfer Gemüsedrink

Mit Gemüse

Zubereitungszeit: 10 Minuten	
Eine Portion enthält:	
221 kcal/924	3 g Fett
Kilojoule	41 g Kohlenhydrate
7 g Eiweiß	1 g Ballaststoffe

Zutaten für 2 Portionen

300 g Joghurt, 1,5 % Fett

100 ml Tomatensaft

¼ Gurke

etwas Zucker

etwas Tabasco

Salz, Pfeffer

Cayennepfeffer

Paprikapulver

1 Handvoll Petersilie

Zubereitung

1   Den Joghurt mit dem Tomatensaft und den Gurkenstücken pürieren, mit Zucker, Gewürzen und Tabasco kräftig abschmecken und leicht salzen.

2   Glasränder befeuchten, in die fein gewiegte Petersilie drücken und den Saft einfüllen.

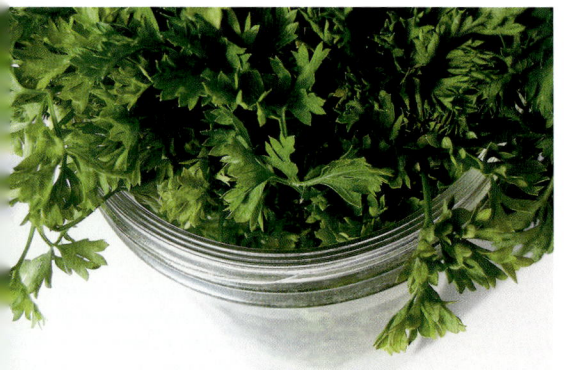

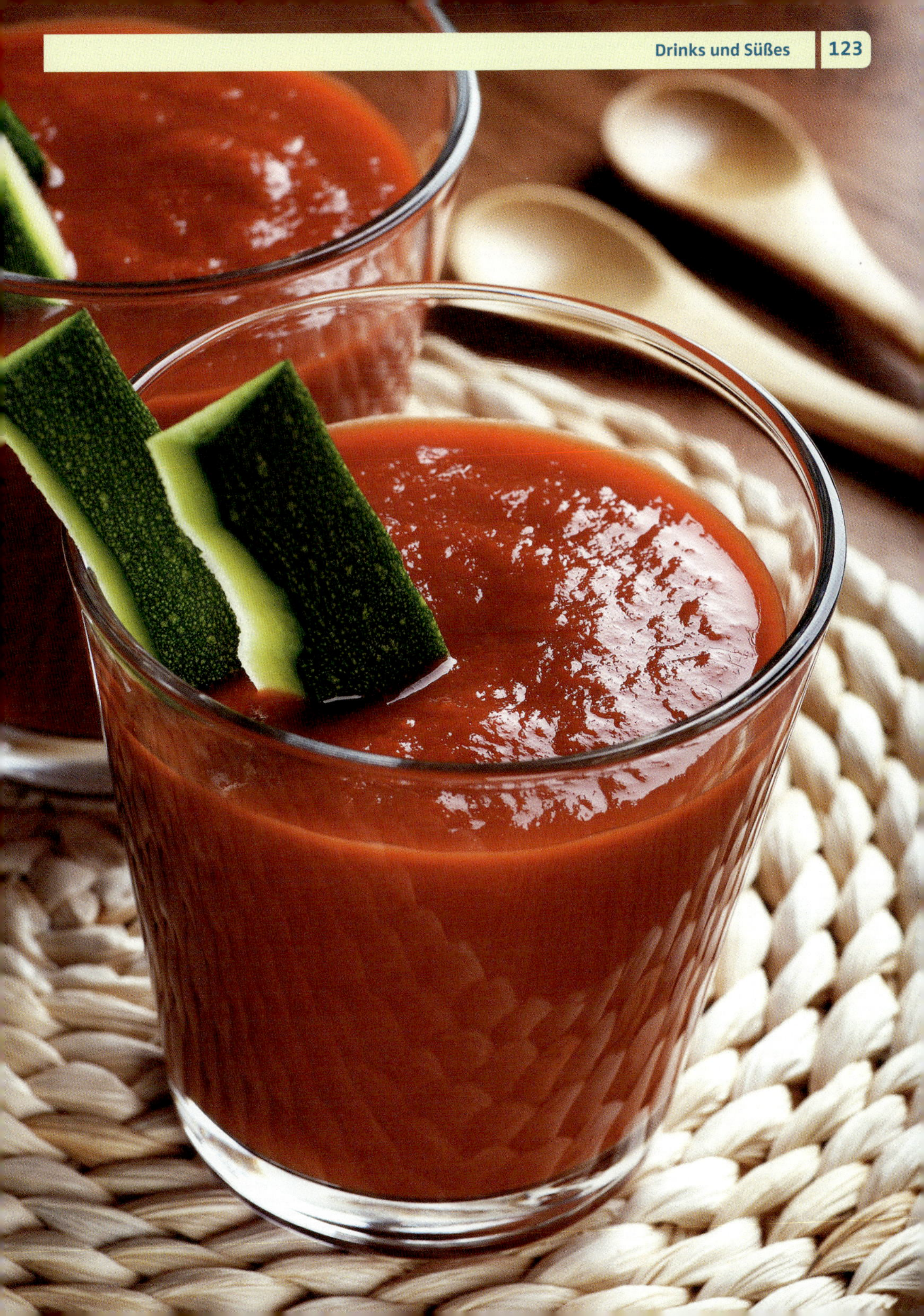

Haferflockenkekse
Gut vorzubereiten

Zubereitungszeit: 20 Minuten
Backzeit: 15 Minuten

Ein Keks enthält:

57 kcal/238	4 g Fett
Kilojoule	5 g Kohlenhydrate
1 g Eiweiß	1 g Ballaststoffeffe

Zutaten für 40 Stück

150 g Vollkornhaferflocken

100 g Margarine

100 g Honig

etwas Salz

1 Ei

100 g gem. Haselnüsse

etwas Zimt

etwas Vanillearoma

1 TL Kakao

1 TL Backpulver

7 EL Wasser

Zubereitung

1 Die Vollkornhaferflocken in einer Pfanne trocken anrösten.

2 Margarine und Honig schaumig rühren, Salz und Eigelb dazugeben und unterrühren.

3 Die gemahlenen Haselnüsse mit Zimt und Vanillearoma, gesiebtem Kakao und Backpulver vermengen. Diese Mischung und die Haferflocken unter die Margarine-Honig-Masse rühren. Wasser hinzugeben, bis der Teig schwer vom Löffel fällt.

4 Steifgeschlagenes Eiweiß unter den Teig heben.

5 Mit 2 Teelöffeln kleine Teighäufchen mit Abstand auf ein mit Backpapier ausgelegte Backblech setzten. Bei 180 °C 15 Minuten backen.

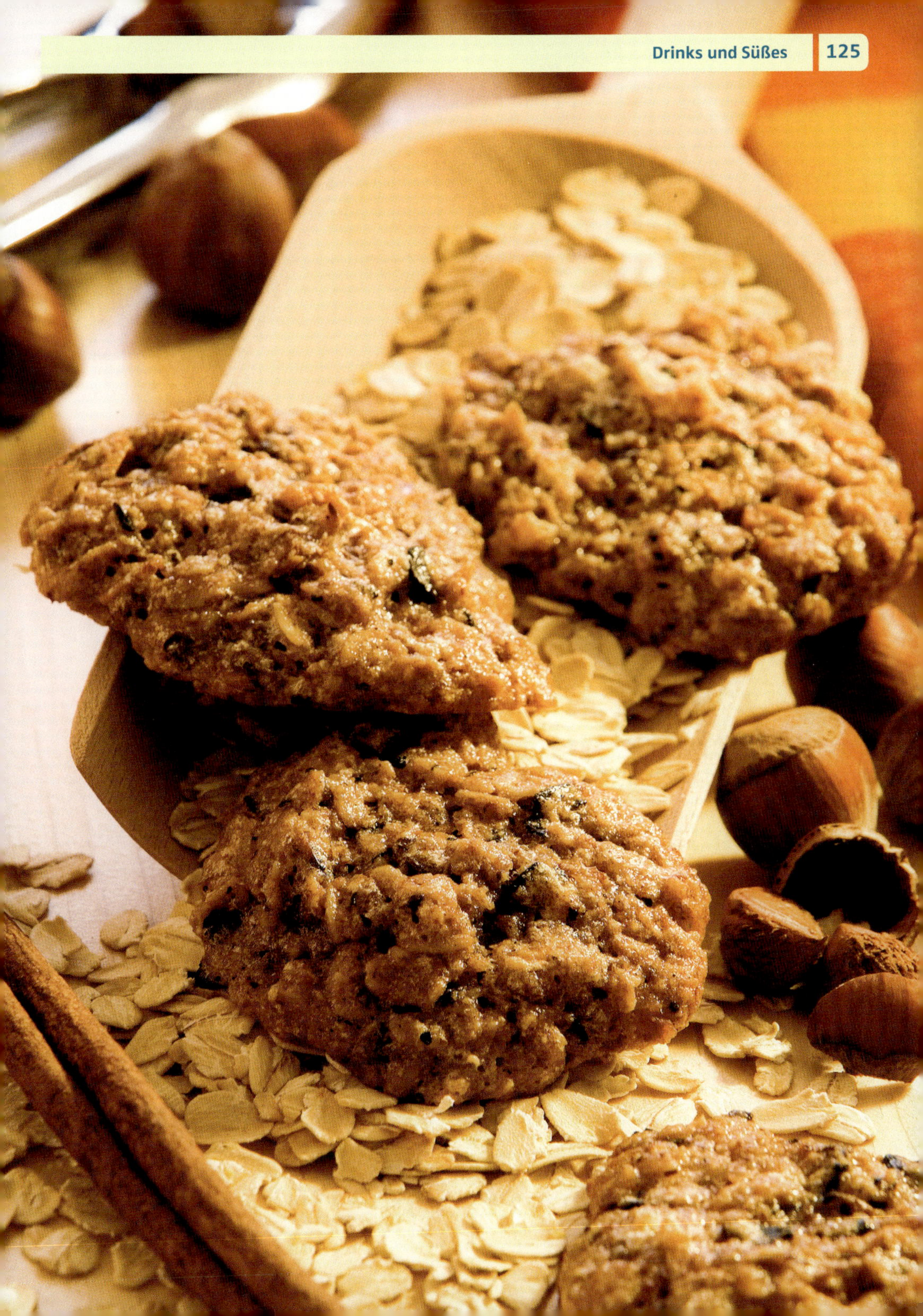

Fitmacher-Cocktail
Kurbelt die Verdauung an

Zubereitungszeit: 5 Minuten	
Eine Portion enthält:	
140 kcal/585 Kilojoule	0 g Fett
	32 g Kohlenhydrate
3 g Eiweiß	0 g Ballaststoffe

Zutaten für 2 Portionen

1 Glas Orangensaft

2 EL Pflaumensaft

4 EL Joghurt, 0,1 % Fett

2–4 EL Zucker

1 Spritzer Zitronensaft

etwas Zucker

Zubereitung

Orangensaft, Pflaumensaft, Joghurt, Zucker und Zitronensaft mixen und leicht süßen.

Apfel-Vanille-Drink
Besonders leicht mit Mineralwasser

Zubereitungszeit: 10 Minuten	
Eine Portion enthält:	
263 kcal/1099 Kilojoule	4 g Fett
	47 g Kohlenhydrate
8 g Eiweiß	6 g Ballaststoffe

Zutaten für 2 Portionen

300 g Joghurt, 1,5 % Fett

½ Mango

etwas Zucker

etwas Zitronensaft

etwas Vanillearoma

100 ml eisgekühltes Mineralwasser

4 EL Apfelsaft

Zubereitung

1   Joghurt, Mango, Zucker und Zitronensaft pürieren und süßen.

2   Vanillearoma dazugeben, mit Mineralwasser und Apfelsaft nochmals mixen.

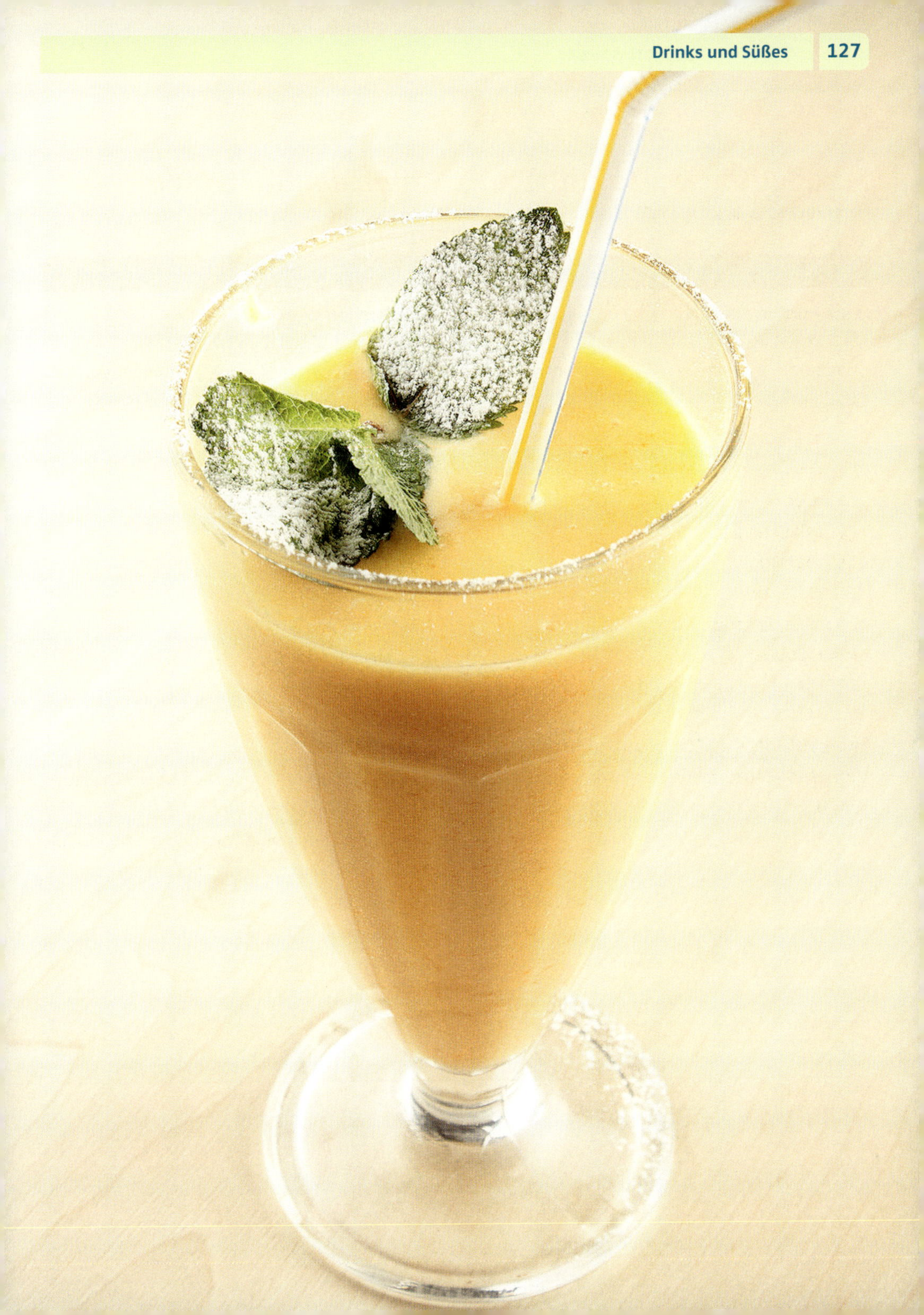

Mandel-Birnen-Joghurt
Herbstliches Dessert mit Zimt

Zubereitungszeit: 15 Minuten	

Eine Portion enthält:	
260 kcal/1087	7 g Fett
Kilojoule	38 g Kohlenhydrate
10 g Eiweiß	6 g Ballaststoffe

Zutaten für 2 Portionen
2 Birnen
2 Prisen Zimt
2 EL Mandelblättchen
300 g Joghurt, 1,5 % Fett
1 Vanilleschote
4 TL Honig
2 EL Vollkorn-Haferflocken

Zubereitung

1 Die Birnen waschen, halbieren, Kerngehäuse entfernen und in dünne Scheiben schneiden. Mit Zimt bestreuen.

2 Die Mandelblättchen in einer beschichteten Pfanne trocken anrösten und abkühlen lassen.

3 Den Joghurt mit dem ausgekratzten Vanillemark und dem Zucker bzw. Honig verrühren. Die Haferflocken einrühren und quellen lassen. Die Birnenschnitze und Mandelblätter unterheben und gekühlt genießen.

Obstsalat „à la Memphis"
Mit exotischen Früchten

Zubereitungszeit: 15 Minuten	

Eine Portion enthält:	
242 kcal/1012	4 g Fett
Kilojoule	45 g Kohlenhydrate
5 g Eiweiß	7 g Ballaststoffe

Zutaten für 2 Portionen
2 frische Feigen
2 Kiwis
1 Mango
2 getr. Datteln
1 Orangen
2 TL Kürbiskerne
2 TL Leinsamen

Zubereitung

1 Die Feigen halbieren. Zwei Hälften in dünne Scheiben schneiden, die anderen beiden Hälften vierteln.

2 Kiwis schälen und in Scheiben schneiden, Mango schälen und in dünne Spalten schneiden. Datteln in kleine Stückchen schneiden.

3 Das Obst auf zwei Tellern anrichten und mit dem Saft einer Orange beträufeln.

4 Mit Kürbiskernen und Leinsamen bestreuen.

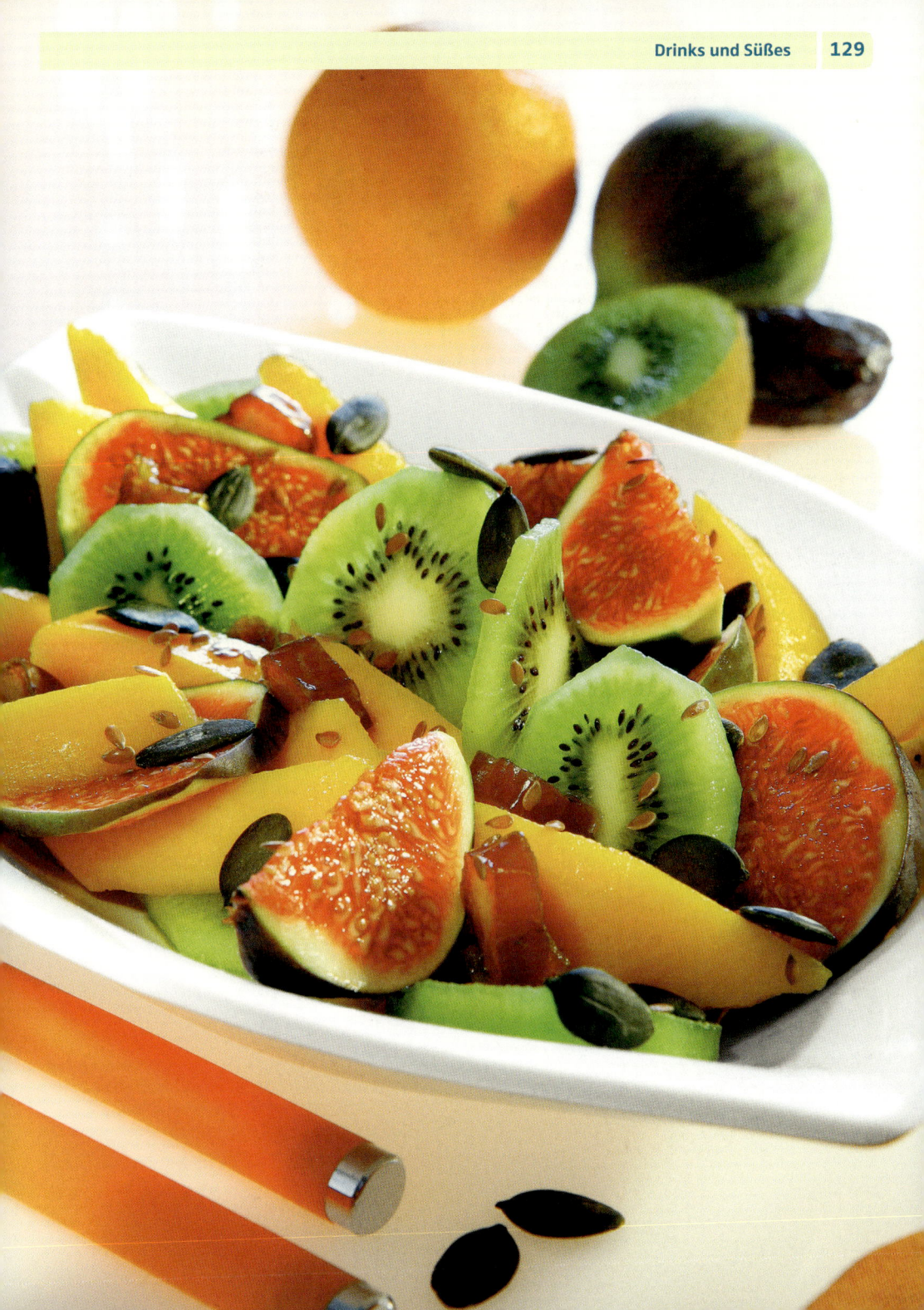

Süßer Hirseauflauf
Mit Äpfeln und Nüssen

Zubereitungszeit: 20 Minuten
Quellzeit: 25 Minuten
Backzeit: 30 Minuten

Eine Portion enthält:

514 kcal/2149	22 g Fett
Kilojoule	70 g Kohlenhydrate
18 g Eiweiß	8 g Ballaststoffe

Zutaten für 2 Portionen

100 g Hirse

250 ml Milch, 1,5 % Fett

etwas Salz

etwas Vanillearoma

etwas Zimt

1 EL Honig

1 EL gehackte Nüsse

3 TL Sesamsamen

2 Eier

2 Äpfel

1 Zitrone

etwas Zucker

½ TL Margarine

Zubereitung

1 Die Hirse heiß abspülen und zusammen mit der Milch, einer Prise Salz und etwas Vanillearoma zum Kochen bringen, 25 Minuten ausquellen lassen.

2 Honig, Nüsse, trocken in der Pfanne angeröstete Sesamsamen und Zimt unter die Masse rühren.

3 2 Eigelbe mit ein wenig heißem Wasser schaumig rühren und nach und nach unterrühren.

4 Die Äpfel entkernen, würfeln und mit Zitronensaft beträufeln, unter den Brei geben.

5 Die beiden Eiweiße steif schlagen, etwas Zitronensaft hinzufügen und vorsichtig unter die Hirsemasse ziehen. Je nach Geschmack süßen.

6 Die Masse in eine mit Margarine gefettete Auflaufform füllen und im vorgeheizten Backofen bei 175 °C 30 Minuten backen. Vor dem Servieren mit Zimt bestäuben.

SERVIERTIPP

Anstatt Hirse können Sie auch Weizenkörner oder Vollkornreis verwenden.

Birnenstrudel
Herzhaft mit Dinkelmehl

Zubereitungszeit: 40 Minuten
Ruhezeit: 30 Minuten
Backzeit: 30 Minuten

Ein Stück enthält:

176 kcal/736	5 g Fett
Kilojoule	37 g Kohlenhydrate
3 g Eiweiß	4 g Ballaststoffe

Zutaten für 16 Stücke

Für den Teig:

250 g Dinkelvollkornmehl

2 EL Walnussöl

125 ml lauwarmes Wasser

1 TL Zucker oder Honig

½ TL Zimt

2 Tropfen Vanillearoma

1 Tropfen Rumaroma

Für die Füllung:

10 Birnen

3½ EL Zucker

100 g kernige Haferflocken

100 g Rosinen

2 EL Rapsöl

Zubereitung

1   Das Mehl sieben, mit den restlichen Zutaten gut verkneten und schlagen, bis der Teig geschmeidig ist. Danach eine Kugel formen, mit etwas Öl bestreichen, in Folie einwickeln und ca. 30 Minuten im Kühlschrank ruhen lassen.

2   Danach den Teig vorsichtig dünn ausziehen. Vollkornstrudelteig lässt sich nicht so dünn ausziehen wie Strudelteig aus Weizenmehl Type 405.

3   Für die Füllung die Birnen waschen, entkernen, klein schneiden, mit dem Zucker, den Haferflocken und den Rosinen mischen und auf dem Strudelteig verteilen. Den Strudel einrollen, mit Öl bepinseln und im vorgeheizten Backofen bei 175 °C etwa 30 Minuten backen.

SERVIERTIPP

Dazu passt eine Zimtsahne oder eine lauwarme Vanillesauce.

Grießauflauf
Mit Pfirsich

Zubereitungszeit: 20 Minuten
Garzeit: ca. 40 Minuten

Eine Portion enthält:

426 kcal/1780	23 g Fett
Kilojoule	45 g Kohlenhydrate
10 g Eiweiß	4 g Ballaststoffe

Zutaten für 2 Portionen

2 Pfirsiche

250 ml Milch, 1,5 % Fett

1 Vanilleschote

1 Zimtstange

2 EL Grieß

1 Ei

2 EL Margarine

2 TL Zucker

1 EL Paniermehl

Zubereitung

1 Die Pfirsiche waschen, schälen, entsteinen und in kleine Stücke schneiden.

2 Milch mit der aufgeschlitzten Vanilleschote und der Zimtstange in einem kalt ausgespülten Topf zum Kochen bringen. Den Grieß einstreuen, aufkochen lassen und in ca. 5–10 Minuten bei leichter Hitze ausquellen lassen. Vanilleschote und Zimtstange herausnehmen.

3 Eiweiß steif schlagen. Die Hälfte der Margarine mit dem Zucker und dem Zitronensaft schaumig rühren. Die Masse löffelweise unter den etwas abgekühlten Grießbrei rühren und das steif geschlagene Eiweiß vorsichtig unterheben.

4 Eine Auflaufform mit der Hälfte der restlichen Margarine ausstreichen und schichtweise Grießbrei und die Pfirsichwürfel einfüllen. Die letzte Schicht Brei mit der restlichen Margarine belegen und mit Paniermehl bestreuen.

5 Den Auflauf in den kalten Backofen schieben und bei 200 °C ca. 20–30 Minuten backen lassen.

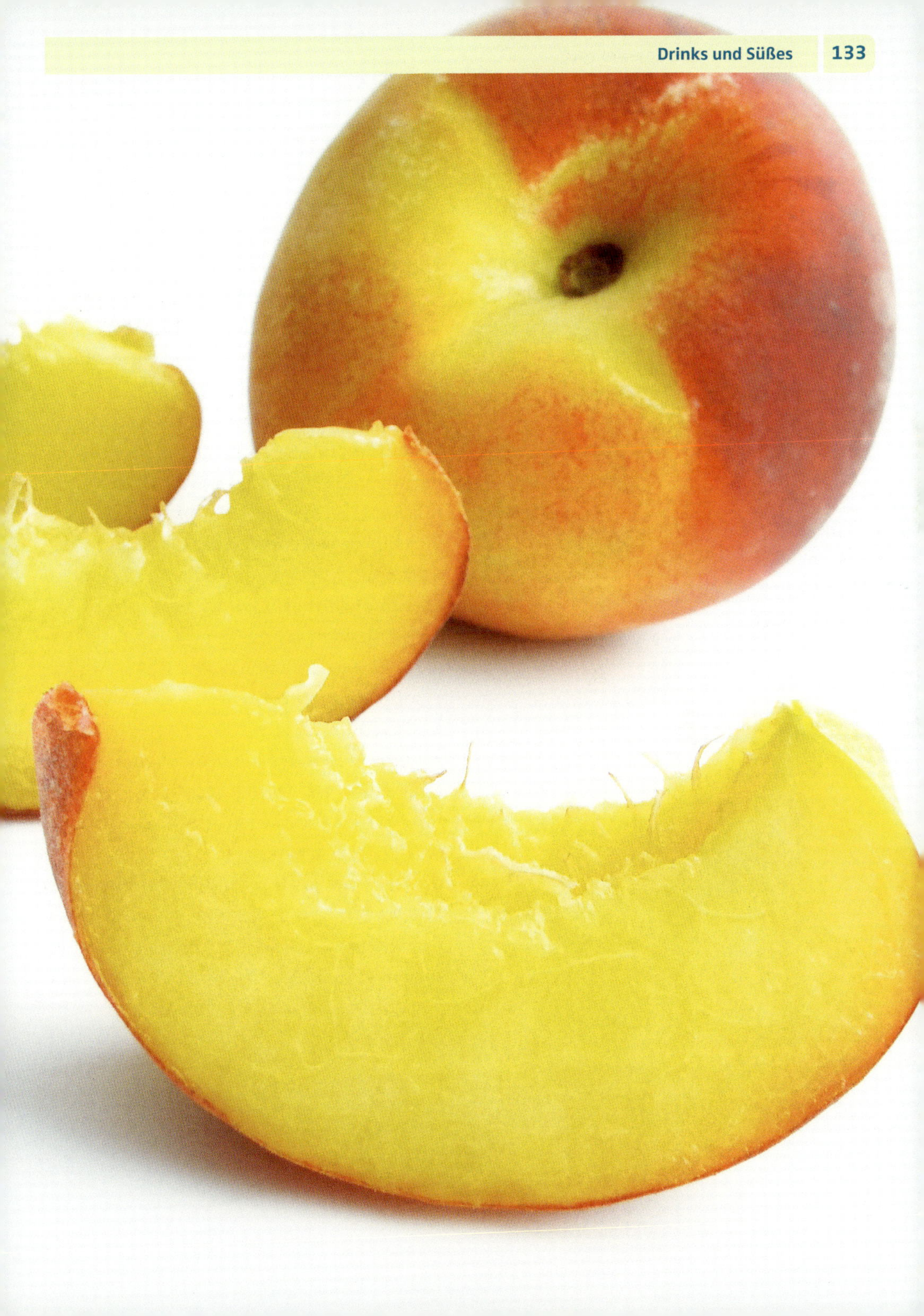

Müsliriegel
Exotische Note mit Trockenobst und Kokos

Zubereitungszeit: 30 Minuten
Quellzeit: 10 Minuten
Backzeit: 30 Minuten

Ein Riegel enthält:

100 kcal/418	3 g Fett
Kilojoule	15 g Kohlenhydrate
2 g Eiweiß	2 g Ballaststoffe

Zutaten für 40 kleine Riegel

300 ml Wasser

300 g Honig

200 g Haferflocken

200 g Weizenflocken

100 g Kokosraspeln

50 g Sesamsamen

300 g Trockenobst

etwas Vanillearoma

etwas Zimt

etwas Salz

2 Eier

Zubereitung

1 Wasser und Honig in einen kleinen Topf geben und bei mittlerer Hitze auf dem Herd erwärmen, bis sich der Honig gelöst hat.

2 Hafer-, Weizenflocken, Kokosraspeln, Sesamsamen, fein gehacktes Trockenobst, Vanille, Zimt und Salz in einer Schüssel mischen.

3 Honigwasser und 2 Eigelb zu der Müslimischung geben und alles noch einmal gut durchrühren. Die Masse dann 10 Minuten quellen lassen.

4 2 Eiweiß steif schlagen und unter die Müslimischung rühren.

5 Ein Backblech mit Backpapier auslegen und die Mischung darauf streichen. Dann eine Folie auf die Mischung geben und mit einer Küchenrolle die Masse fest auf das Blech drücken.

6 Die Folie entfernen und die Riegel bei 160 °C 20–30 Minuten backen. Die Masse direkt nach dem Backen noch heiß in 40 Riegel schneiden. Die Riegel in einer gut verschließbaren Plastikschüssel aufbewahren.

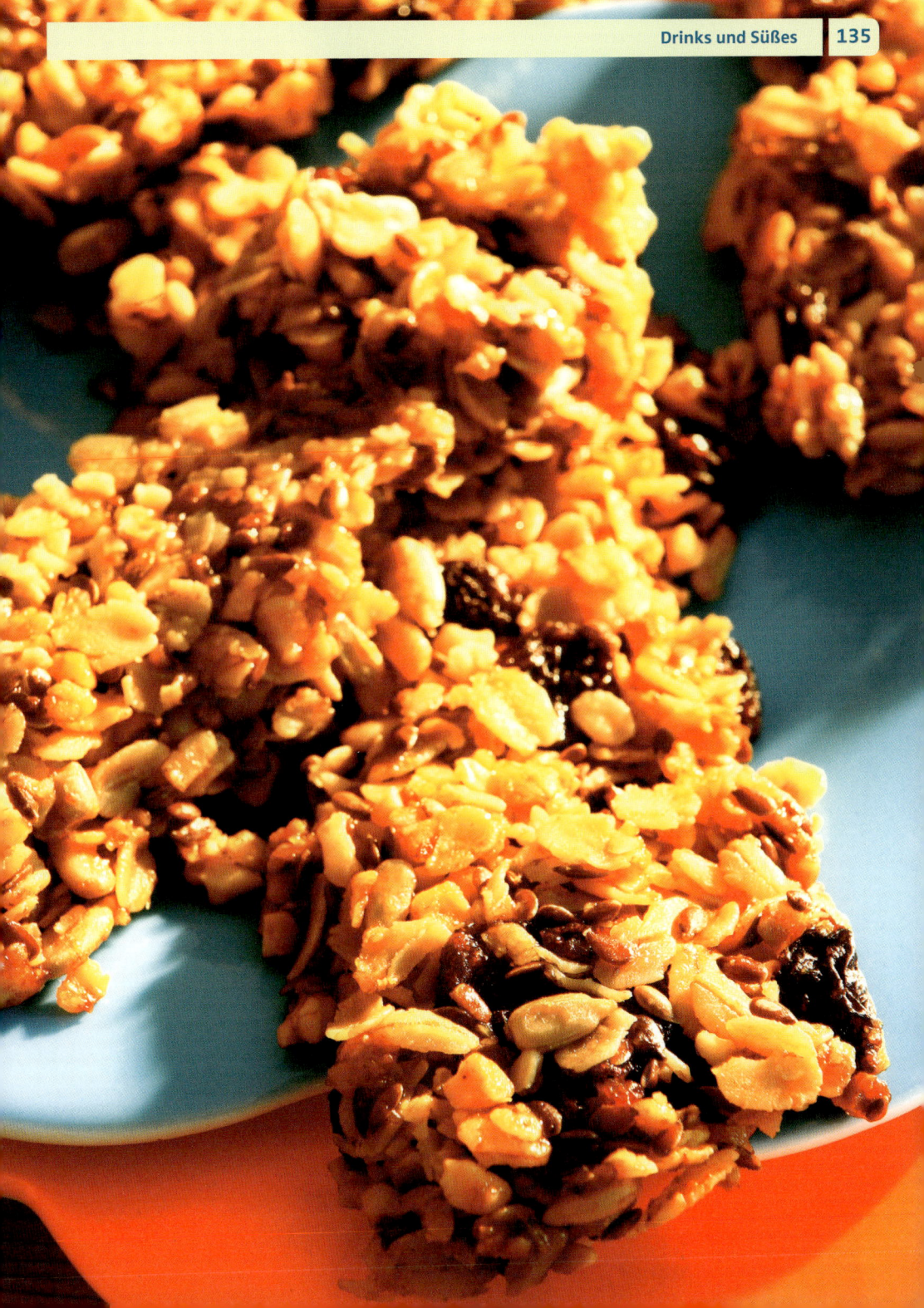

Winterlich gefüllter Bratapfel
Mit Vanillesauce

Zubereitungszeit: 25 Minuten
Backzeit: 20 Minuten

Eine Portion enthält:

315 kcal/1317 Kilojoule	19 g Fett
	30 g Kohlenhydrate
5 g Eiweiß	6 g Ballaststoffe

Zutaten für 2 Portionen

Für die Äpfel:

4 säuerliche Äpfel

1 Zitrone

2 geh. EL Margarine

1 EL Mandelblättchen

½ TL Zimt

½ TL Lebkuchengewürz

2 geh. EL Rosinen

Für die Vanillesauce:

200 ml Milch, 1,5 % Fett

etwas Vanillearoma

1 TL Speisestärke

etwas Zucker

Zubereitung

1 Die Äpfel waschen und halbieren, das Kerngehäuse herausschneiden. Äpfel mit Zitronensaft beträufeln.

2 Eine Auflaufform mit 1 TL Margarine auspinseln. Die restliche Margarine in einer Pfanne schmelzen lassen, die Mandelblättchen darin anbraten, Zimt, Lebkuchengewürz und Rosinen hinzufügen.

3 Die Masse auf die Apfelhälften verteilen und in die Auflaufform geben. Im vorgeheizten Backofen bei 220 °C 20 Minuten backen.

4 Für die Sauce die Milch zusammen mit Vanillearoma aufkochen. Speisestärke mit etwas kaltem Wasser und etwas Zucker anrühren und in die kochende Milch geben. Kurz aufkochen lassen und abkühlen.

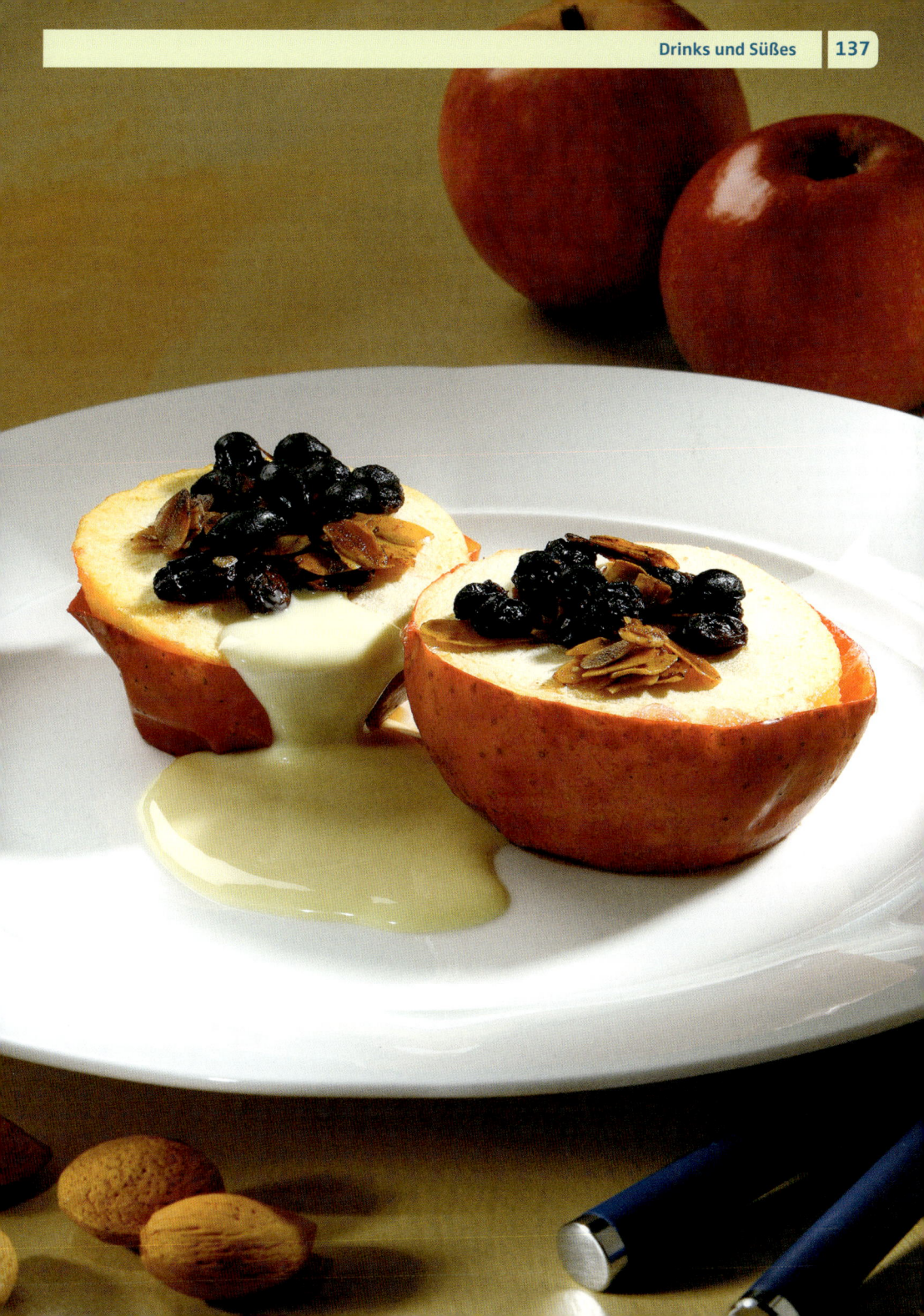

ANHANG

Wichtige Adressen

Bundeszentrale für gesundheitliche
Aufklärung (BZgA)
Ostmerheimer Straße 220
51109 Köln
Tel. 02 21–8 99 20
www.bzga.de

Deutsche Gesellschaft für
Ernährung (DGE) e. V.
Godesberger Allee 18
53175 Bonn
Tel. 02 28–377 66 00
www.dge.de

Gastro-Liga e. V.
Deutsche Gesellschaft zur Bekämpfung der
Krankheiten von Magen, Darm und Leber
sowie von Störungen des Stoffwechsels
und der Ernährung
Friedrich-List-Straße 13
35398 Gießen
Tel. 06 41–97 48 10
www.gastro-liga.de

neuform – Vereinigung deutscher
Reformhäuser
Ernst-Litfaß-Straße 16
19246 Zarrentin
Tel. 03 88 51–510
www.neuform.de

Register

Abführmittel 13

Ballaststoffe 27
Ballaststofflieferanten,
    Tabelle 28
Blähungen 50

Darmträgheit 14

Eiweiße 24
    – Tabelle 25
Energieverbrauch 22

Fette 26
    – günstige, Tabelle 26

Gallensteine 44
Gastritis 40

Kalium, Tabelle   31
Kohlenhydrate 23

leichte Vollkost,
    – Anwendung 20
    – Lebensmittelauswahl 21

Magen- und Zwölffingerdarm-
    geschwür 42
Magnesium, Tabelle 32
Mineralstoffe 30

Pilzerkrankungen 46
Präbiotika 33
Probiotika 33

Reizdarm 52
Reizmagen 38
Rezeptteil 55
Rezepte
    – Abendessen 106
    – Drinks 120
    – Frühstücke 56
    – Mittagessen 72
    – Süßes 120

Sodbrennen 36
Stärke 23
Stuhlentleerungsfrequenz 12

Transitzeit 12

Verdauung,
    „normale" 12
Vorgänge 10
Verdauungssystem 10
Verdauungstrakt 10
Verstopfung 47
Vitamine 30
Vollkost 18
    – leichte 18

Zellulose 23
Zink, Tabelle 31

Rezeptregister

Apfel-Vanille-Drink 126

Bananenschaum-Müsli 68
Birnenmüsli 60
Birnenstrudel 131
Bohnenpuffer mit Fenchelsauce 119

Chinakohl in Orangensauce 118

Erbsensuppe mit Croutons 92

Feurig-scharfer Gemüsedrink 122
Fitmacher-Cocktail 126
Frischkornmüsli 58
Früchtebrötchen 69
Frühlingssuppe 108

Gefüllte Zucchini 86
Gemüseauflauf 75
Getreideküchlein mit Käsesauce 96
Grießauflauf 132
Grünkern mit Karotten und Erbsen 76

Haferflockenkekse 124
Hafermüsli 56
Hähnchenkeule „Mexiko" 90
Heidelbeer-Johannisbeer-Shake 120
Hirseauflauf 130
Hirsemüsli 67
Hirse-Risotto 95

Indischer Reisauflauf „Delhi" 84

Karotten-Kartoffel-Püree 100
Karottenpfannkuchen 106
Kartoffel-Kerbelsuppe 72
Kartoffeltopf 80
Kräuter-Buttermilch-Brot 66

Lauch-Linsen-Salat 117

Mandel-Birnen-Joghurt 128
Mediterrane Gemüsepfanne 82
Mediterrane Ofenkartoffel 101
Mediterraner Artischockensalat 78
Minestrone mit Grünkern 110
Müsliriegel 134

Nordseekrabben auf Fenchelsalat 114

Obstsalat „à la Memphis" 128

Paprika-Weizenpfanne 88
Pfannkuchen mit Champignon-
füllung 89
Pikante Puten-Gemüse-Pfanne 98

Rucolasalat mit heißem Schinkenspeckdressing 111

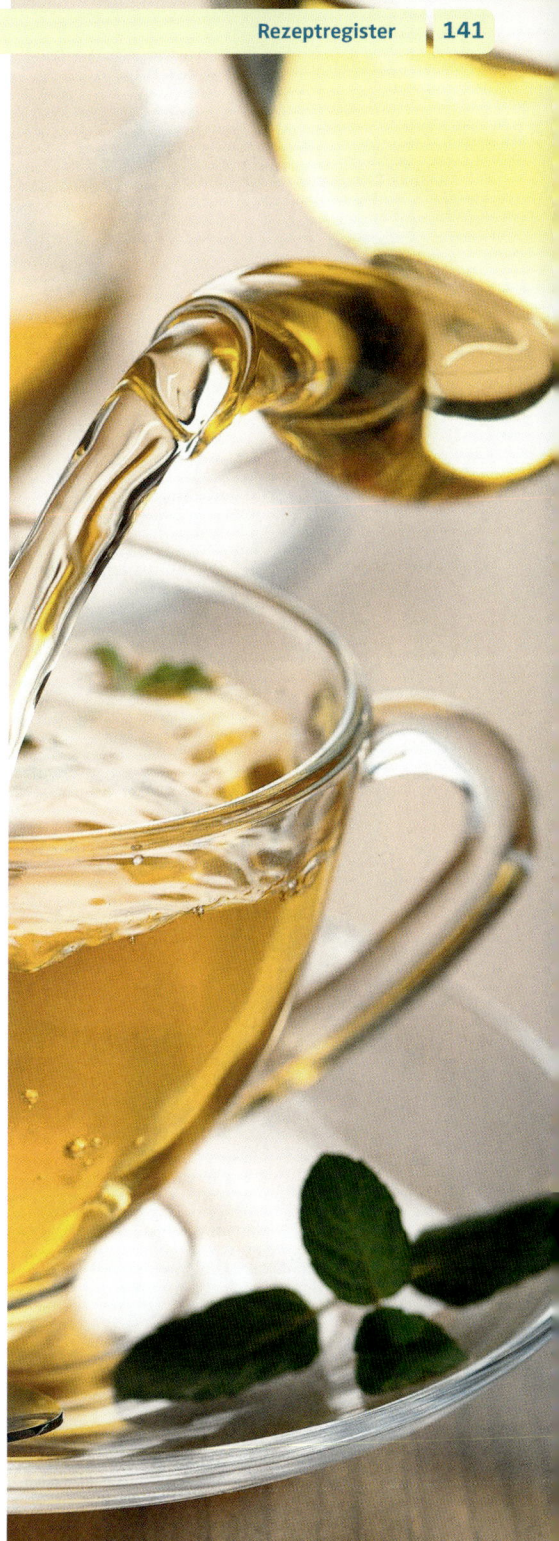

Sauerkrautsuppe 97

Schnelle Quarkbrötchen mit „Obatzda" 115

Schweinefilet mit Tomaten-Rucola-
 Salat 116

Sechskornklöße 94

Sesambrötchen 70

Sesamstangen 194

Sonntagsfrühstück 62

Überbackene Spinatkartoffeln 102

Vollkornbrot 64

Weizengemüse auf Kerbelsauce 74

Winterlich gefüllter Bratapfel 136

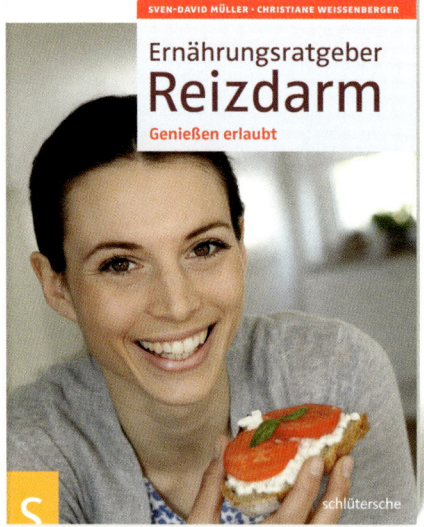

Sven-David Müller · Christiane Weißenberger

Ernährungsratgeber Reizdarm

Genießen erlaubt

160 Seiten, 94 Farbfotos, Klappenbroschur
ISBN 978-3-89993-627-8
Auch als E-Book erhältlich.
€ 24,95

- 60 köstliche Rezepte mit allen wichtigen Nährwerten sowie Laktose- und Fruktose-angaben
- Mit Spezialtabellen und Tipps für das tägliche Leben

Die Verdauung diktiert den Tagesablauf der Betroffenen. Durchfall, Krämpfe, Blähungen und Verstopfung sind typische, sich abwechselnde Symptome eines Reizdarms. Da sich keine organischen Ursachen feststellen lassen, können Patienten nur mit einer möglichst reizarmen Ernährung Linderung erreichen. Dieser Ratgeber hilft, die Ernährung nachhaltig umzustellen. Er informiert ausführlich über das Reizdarmsyndrom und bietet viele abwechslungsreiche Rezepte mit Vollkornprodukten, viel Ballaststoffen und wenig Fett.

schlütersche

www.buecher.schluetersche.de

Änderungen vorbehalten.

Dr. med. Sigrid Steeb

Vegetarisch. Gesund.

Alles über vegetarische Ernährung
Mit vielen Rezepten
Für Vegetarier und alle, die es werden wollen
Mit einem Vorwort von Prof. Dr. Claus Leitzmann

188 Seiten, 101 Farbfotos, Klappenbroschur
ISBN 978-3-89993-620-9
Auch als E-Book erhältlich.
€ 19,95

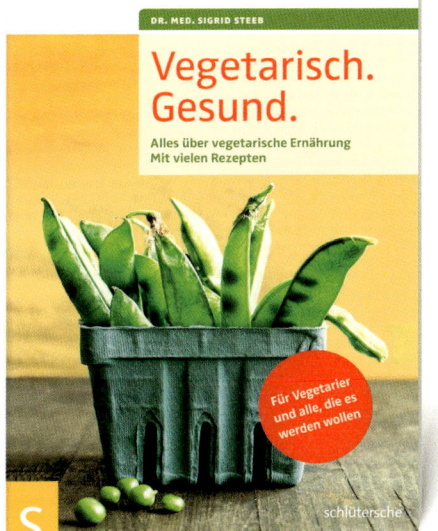

- Ein Gesundheits- und Ernährungsratgeber, Kochbuch und umfassendes Nachschlage-werk in einem
- Schritt für Schritt vegetarisch kochen lernen
- Mit 8-Wochen-Plan für den Einstieg
- Über 70 erprobte, neue und abwechslungs-reiche Rezepte

Endlich ein Buch, das all Ihre Fragen zum vegeta-rischen Leben medizinisch fundiert beantwortet und richtig Lust auf vegetarischen Genuss macht! Vegetarier und alle, die es werden wollen, finden hier die wesentlichen Grundlagen.
Dr. Sigrid Steeb erklärt, welche Nährstoffe Erwachsene und Kinder benötigen und wie sie diese am besten aufnehmen. Ihr Buch hilft Ihnen, auf ein vegetarisches Leben umzusteigen und inspiriert Sie mit neuen gesunden Kochideen für jede Mahlzeit des Tages. Alle Rezepte lassen sich auch vegan zubereiten.

schlütersche

www.buecher.schluetersche.de

Änderungen vorbehalten.

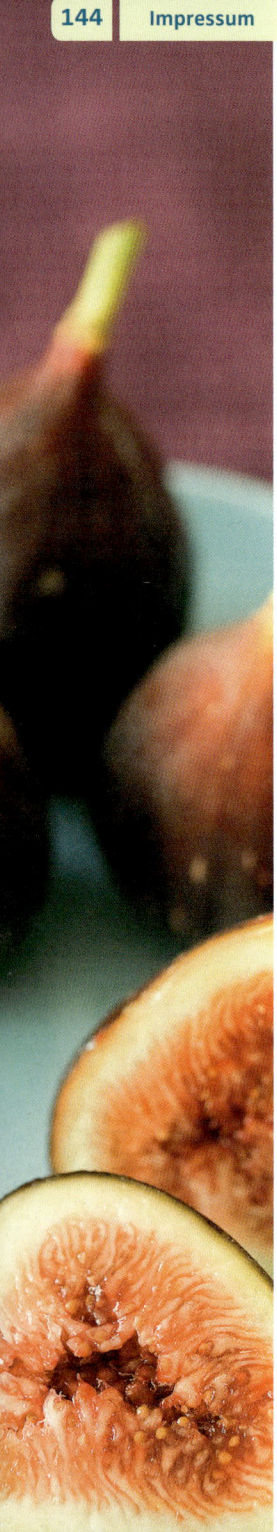

Bibliografische Information der Deutschen Nationalbibliothek
Die Deutsche Nationalbibliothek verzeichnet diese Publikation in der
deutschen Nationalbibliografie; detaillierte bibliografische Daten sind im
Internet über http://dnb.ddb.de/ abrufbar.

ISBN 978-3-89993-626-1 (Print)
ISBN 978-3-8426-8402-7 (PDF)

Fotos:
Umschlag: Titelfoto: Troels Graugaard – iStockphoto.com;
123rf.com: Maksim Shebeko: 6; Heike Rau: 14; Liv Friis-larsen: 20;
Mona Makela: 22; Elena Elisseeva: 27, 88; Rohit Seth: 19; Corinna
Gissemann: 37, 120; Jomphong Polprasart: 39; Yuri Arcurs: 53; Kubais: 79;
Vladimir Blinov: 100; Olga Miltsova: 141
Fotolia.com: Elenathewise: 1; Sarsmis: 2; Emmanuelle Guillou: 8/9;
Yvart: 10; Studiovespa: 12; Liv Friis-larsen: 16/17; Heike Rau: 19, 118;
Barbara Pheby: 24; Monika Adamczyk: 30; Robert Anthony: 32;
Giuseppe Porzani: 43; Corinna Gissemann: 47, 59, 85; Torsten Schon: 49;
Viktorija: 51, 93; Cirquedesprit: 57; Fredredhat: 65; Yvonne Bogdanski: 66;
Eva Gruendemann: 67; lloyd fudge: 68; dream79: 71; Andreas F.: 73;
Jean-Luc GIROLET: 77; Viktor: 81; HLPhoto: 83, 97; Yvonne Bogdanski: 89;
M.studio: 103; Puschenka: 105; Daniel Gilbey: 110; Cogipix: 111;
Lantapix: 112; Hannes Eichinger: 115; ganzoben: 121; Jacques PALUT: 122;
al62: 123; Maksim Shebeko: 127; Ewa Brozek: 133; Noam: 144
iStockphoto.com: Carmen Martinez Banús: 41; Agnieszka Kirinicjanow:
54/55; Emilie Duchesne: 101
MEV-Verlag, Germany: 26, 95
Ingo Wandmacher: 34/35, 45, 61, 63, 87, 91, 99, 107, 109, 113, 114, 117,
125, 129, 135, 137

2., aktualisierte Auflage

© 2012 Schlütersche Verlagsgesellschaft mbH & Co. KG
Hans-Böckler-Allee 7, 30173 Hannover
www.schluetersche.de

Layout: Groothuis, Lohfert, Consorten, Hamburg
Covergestaltung: Kerker + Baum Büro für Gestaltung, Hannover
Satz: Die Feder Konzeption vor dem Druck GmbH, Wetzlar
Druck und Bindung: Grafisches Centrum Cuno GmbH & Co. KG, Calbe
Hergestellt in Deutschland.